D1675094

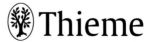

Memorix AINS

Atemwegsmanagement

Herausgegeben von

Volker Dörges
Christian Byhahn
Claude Krier

Mit Beiträgen von

B. Bein
A. M. Brambrink
C. Byhahn
V. Dörges
J.-T. Gräsner
G. Heller
A. Henn-Beilharz
C. Hofstetter
U. Klein

H. Krieter
S. Kurz
G. Lotz
D. Meininger
G. Serocki
A. R. Thierbach
A. Timmermann
W. Wilhelm

94 Abbildungen
26 Tabellen

Georg Thieme Verlag
Stuttgart · New York

*Bibliografische Information
der Deutschen Nationalbibliothek*

Die Deutsche Nationalbibliothek verzeichnet diese Publikation in der Deutschen Nationalbibliografie; detaillierte bibliografische Daten sind im Internet über http://dnb.d-nb.de abrufbar.

Wichtiger Hinweis: Wie jede Wissenschaft ist die Medizin ständigen Entwicklungen unterworfen. Forschung und klinische Erfahrung erweitern unsere Erkenntnisse, insbesondere was Behandlung und medikamentöse Therapie anbelangt. Soweit in diesem Werk eine Dosierung oder eine Applikation erwähnt wird, darf der Leser zwar darauf vertrauen, dass Autoren, Herausgeber und Verlag große Sorgfalt darauf verwandt haben, dass diese Angabe **dem Wissensstand bei Fertigstellung des Werkes** entspricht.

Für Angaben über Dosierungsanweisungen und Applikationsformen kann vom Verlag jedoch keine Gewähr übernommen werden. **Jeder Benutzer ist angehalten,** durch sorgfältige Prüfung der Beipackzettel der verwendeten Präparate und gegebenenfalls nach Konsultation eines Spezialisten festzustellen, ob die dort gegebene Empfehlung für Dosierungen oder die Beachtung von Kontraindikationen gegenüber der Angabe in diesem Buch abweicht. Eine solche Prüfung ist besonders wichtig bei selten verwendeten Präparaten oder solchen, die neu auf den Markt gebracht worden sind. **Jede Dosierung oder Applikation erfolgt auf eigene Gefahr des Benutzers.** Autoren und Verlag appellieren an jeden Benutzer, ihm etwa auffallende Ungenauigkeiten dem Verlag mitzuteilen.

© 2010 Georg Thieme Verlag KG
Rüdigerstraße 14
70469 Stuttgart
Deutschland
Telefon: +49/(0)711/8931-0
Unsere Homepage: www.thieme.de

Printed in Germany

Zeichnungen: Andrea Schnitzler, Innsbruck
Umschlaggestaltung: Thieme Verlagsgruppe
Satz: Hagedorn Kommunikation GmbH, Viernheim
gesetzt aus Arbortext Advanced Print Publisher
Druck: Druckhaus Götz GmbH, Ludwigsburg

ISBN 978-3-13-140201-1   1 2 3 4 5 6

Vorwort der Herausgeber

Sehr geehrte Kolleginnen und Kollegen,

Sie werden sich fragen, warum wir ein Buch über das Management des Atemweges verfasst haben. Schließlich sind diese Fertigkeiten doch das grundlegende Handwerkszeug des Anästhesisten, quasi dessen „täglich Brot". Betrachtet man jedoch einmal die sogenannten „Closed Claims Analyses" aus den USA, also die Analyse von abgeschlossenen Arzthaftungsprozessen, so wird deutlich, dass das Atemwegsmanagement auch heutzutage noch mit bisweilen schwerwiegenden Komplikationen vergesellschaftet ist. Während der Anteil der Klagen gegen amerikanische Anästhesisten aufgrund tödlicher Zwischenfälle und solchen mit dauerhaften zerebralen Schädigungen in den vergangenen Jahrzehnten kontinuierlich rückläufig ist, sind jedoch noch immer in etwa der Hälfte dieser Fälle Probleme im Atemwegsmanagement ursächlich für derartig katastrophale Ausgänge. Die Sicherung der Atemwege ist zwar eine tägliche Routineangelegenheit, bei der sich jedoch keinesfalls zu viel Routine einschleichen darf.

Das vorliegende Buch beleuchtet alle Facetten des Atemwegsmanagements und stellt kritisch die gegenwärtig auf dem Markt verfügbaren Hilfsmittel und Gerätschaften vor. Ein mit allen diesen Alternativen gefüllter Schrank garantiert jedoch noch nicht deren erfolgreiche Anwendung. Hierzu ist einerseits das Erlernen der jeweiligen Technik „von der Pike auf" unabdingbar, ferner konsequentes, regelmäßiges Training durch Anwendung in der klinischen Routine, aber auch die Kenntnis und das fortwährende „Durchspielen" von Algorithmen, in welche die jeweiligen Techniken integriert sind. „Plan B" und „Plan C" müssen stets geistig parat liegen und handwerklich beherrscht werden, um im Fall des – zumeist unerwarteten – Scheiterns von „Plan A" schnell und zielgerichtet handeln zu können.

In dieses Buch, sehr geehrte Kolleginnen und Kollegen, sind die Expertise und die jahrelangen klinischen Erfahrungen im Atemwegsmanagement von einer Vielzahl auf diesem Gebiet namhafter Kolleginnen und Kollegen eingeflossen. Es war uns eine Freude, diese Experten als Autoren gewinnen zu können und mitzuverfolgen, wie aus einer Idee schließlich eine Einheit wurde, die Ihnen nun in Form dieses Werkes vorliegt. Da jedes Lehrbuch aber auch vom Dialog zwischen Autoren und Lesern lebt, sind wir Ihnen für Lob, Anregungen und Kritik jederzeit dankbar.

Abschließend bleibt uns, Ihnen nun viel Freude, aber auch den Gewinn neuer Erkenntnisse bei der Lektüre dieses Buches zu wünschen.

Kiel, Frankfurt am Main und Stuttgart im August 2009,

Prof. Dr. med. Volker Dörges
Priv.-Doz. Dr. med. Christian Byhahn
Prof. Dr. med. Claude Krier

Anschriften

Priv.-Doz. Dr. med. Berthold Bein, DEAA
Klinik für Anästhesiologie und Operative Intensivmedizin
Universitätsklinikum Schleswig-Holstein, Campus Kiel
Schwanenweg 21
24105 Kiel

Prof. Ansgar M. Brambrink, MD, PhD
Department of Anesthesiology & Peri-Operative Medicine
Oregon Health & Science University
3181 S.W. Sam Jackson Park Road, UHN-2
Portland, OR 97239-3098
USA

Priv.-Doz. Dr. med. Christian Byhahn
Klinik für Anästhesiologie, Intensivmedizin und Schmerztherapie
Klinikum der Johann Wolfgang Goethe-Universität
Theodor-Stern-Kai 7
60590 Frankfurt am Main

Prof. Dr. med. Volker Dörges
Klinik für Anästhesiologie und Operative Intensivmedizin
Universitätsklinikum Schleswig-Holstein, Campus Kiel
Schwanenweg 21
24105 Kiel

Dr. med. Jan-Thorsten Gräsner
Klinik für Anästhesiologie und Operative Intensivmedizin
Universitätsklinikum Schleswig-Holstein, Campus Kiel
Schwanenweg 21
24105 Kiel

Dr. med. Gilbert Heller
Klinik für Anästhesiologie und Operative Intensivmedizin
Universitätsklinikum Schleswig-Holstein, Campus Kiel
Schwanenweg 21
24105 Kiel

Dr. med. Albrecht Henn-Beilharz
Klinik für Anästhesiologie und Operative Intensivmedizin
Katharinenhospital
Klinikum Stuttgart
Kriegsbergstraße 60
70174 Stuttgart

Priv.-Doz. Dr. med. Dr. med. habil. Christian Hofstetter
Klinik für Anästhesiologie und Operative Intensivmedizin
Universitätsmedizin Mannheim
Theodor-Kutzer-Ufer J3
68167 Mannheim

Univ.-Prof. Dr. med. habil. Uwe Klein
Klinik für Anästhesiologie und Operative Intensivtherapie
Südharz-Krankenhaus Nordhausen gGmbH
Dr. Robert-Koch-Straße 39
99734 Nordhausen

Prof. Dr. med. Claude Krier
Dienstleistungszentrum
Sattlerstraße 25
70176 Stuttgart

Priv.-Doz. Dr. med. Heiner Krieter, DEAA
Medizinische Fakultät Mannheim
Ruprecht-Karls-Universität Heidelberg
Postfach 101942
68019 Mannheim

Dr. med. Sandra Kurz
Klinik für Anästhesiologie
Universitätsmedizin Mainz
Langenbeckstraße 1
55131 Mainz

Dr. med. Gösta Lotz, DESA
Klinik für Anästhesiologie, Intensivmedizin und Schmerztherapie
Klinikum der Johann Wolfgang Goethe-Universität
Theodor-Stern-Kai 7
60590 Frankfurt am Main

Priv.-Doz. Dr. med. Dirk Meininger
Klinik für Anästhesiologie, Intensivmedizin und Schmerztherapie
Klinikum der Johann Wolfgang Goethe Universität
Theodor-Stern-Kai 7
60590 Frankfurt am Main

Dr. med. Götz Serocki
Klinik für Anästhesiologie und Operative Intensivmedizin
Universitätsklinikum Schleswig-Holstein, Campus Kiel
Schwanenweg 21
24105 Kiel

Dr. med. Andreas R. Thierbach
Klinik für Anästhesie, Intensivmedizin, Notfallmedizin und Schmerztherapie
Klinikum Idar-Oberstein GmbH
Dr.-Ottmar-Kohler-Straße 2
55743 Idar-Oberstein

Priv.-Doz. Dr. med. Arnd Timmermann, DEAA, MME
Zentrum Anästhesiologie, Rettungs- und Intensivmedizin
Universitätsmedizin Göttingen
Robert-Koch-Straße 40
37099 Göttingen

Prof. Dr. med. Wolfram Wilhelm, DEAA
Klinik für Anästhesiologie und Operative Intensivmedizin
RTH Christoph 8
Klinikum Lünen – St.-Marien-Hospital
Altstadtstraße 23
44534 Lünen

Inhalt

Abkürzungsverzeichnis

AD	Außendurchmesser
ASD	Atriumseptumdefekt
BGA	Blutgasanalyse
BURP	backward upward rightward pressure
Ch	Charrière
CPAP	continuous positive airway pressure
CRM	crisis resource management
DLT	Doppellumentubus
EDD	esophageal detector device
EGA	extraglottische Atemwegshilfe
ELV	Einlungenventilation
ETC	esophageal tracheal combitube
ETI	endotracheale Intubation
EzT	EasyTube
F	French
FFO	flexible Fiberoptik
FIF	flexibles Intubationsfiberskop
FiO$_2$	fraction of inspired oxygen
FOI	fiberoptische Intubation
FRC	funktionelle Residualkapazität
HFJV	Hoch-Frequenz-Jet-Ventilation
HPV	hypoxisch-pulmonale Vasokonstriktion
HZV	Herzzeitvolumen
ID	Innendurchmesser
iLMA	Intubationslarynxmaske (Fastrach)
ISO	International Organization for Standardization
JV	Jet-Ventilation
LAST	left anterior small thoracotomy
LMA	Larynxmaske
LT	Larynxtubus
LTS	Larynxtubus-S
OELM	optimal external laryngeal manipulation
PaO$_2$	arterial partial pressure of oxygen
PEEP	positive end-expiratory pressure
SLA	supralaryngealer Atemweg
TECAB	totally endoscopic coronary artery bypass grafting
TWK	Tubuswechselkatheter
VATS	video-assisted thoracic surgery

1 Anatomie des oberen Respirationstrakts und anatomische Prädiktoren des schwierigen Atemwegs

Christian Hofstetter

1.1 Anatomie des Atemwegs

Die profunde Kenntnis der physiologischen Anatomie des oberen Respirationstraktes ist zum einen eine wichtige Voraussetzung zur Identifikation relevanter anatomischer Veränderungen, zum anderen unabdingbar beim Management des normalen, insbesondere aber des schwierigen Atemwegs. Das vorliegende Kapitel beschreibt in seinem ersten Teil diejenigen Strukturen des oberen Atemwegsapparates, die zur Aufrechterhaltung einer normalen Atmung sowie zur Etablierung eines künstlichen Atemwegs von Bedeutung sind. Im zweiten Teil behandelt das Kapitel spezielle Aspekte bei der Identifikation von Patienten mit erhöhtem Risiko für einen schwierigen Atemweg.

Mundhöhle (Cavitas ori)

Die Mundhöhle teilt sich in 2 Räume: Das Vestibulum ori befindet sich zwischen den Lippen bzw. den Wangen und den Zähnen des Ober- und Unterkiefers. Das Cavum ori stellt die eigentliche Mündhöhle dar. Seine natürlichen äußeren Grenzen bilden der Ober- und Unterkiefer mit dem Zahnapparat und der Oropharynx. Die Mundhöhle ist kranial begrenzt durch den harten und weichen Gaumen, kaudal durch den Zungengrund (Abb. 1.**1**).

Uvula

In der Mitte des M-förmigen, weichen Gaumens befindet sich die Uvula, die eine hilfreiche Landmarke für die Evaluation sowie das Management des Atemwegs darstellt (Abb. 1.**2**).

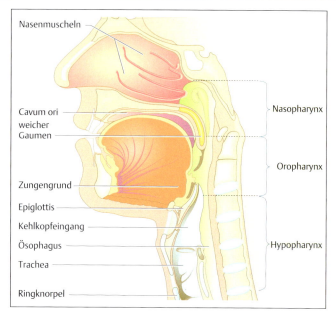

Nasenmuscheln

Cavum ori
weicher
Gaumen

Zungengrund

Epiglottis

Kehlkopfeingang

Ösophagus

Trachea

Ringknorpel

Nasopharynx

Oropharynx

Hypopharynx

Abb. 1.**1** Sagittalschnitt durch Kopf und Hals.

Tonsillen

Die Tonsillen bestehen aus lymphatischem Gewebe und kommen an 3 Stellen im oberen Atemweg vor (Abb. 1.**2**): Die Gaumentonsillen liegen zwischen 2 Schleimhautfalten (Arcus palatoglossus und Arcus palatopharyngeus) im Bereich des Oropharynx in der sog. Schlundenge. Die Zungentonsille befindet sich am Zungengrund und die Rachentonsille im Bereich des Nasopharynx. Hypertrophie, Infekt mit Abszess, Blutung oder tumoröse Veränderungen können zu relevanten Behinderungen der normalen Atmung führen und das Management des Atemwegs erschweren.

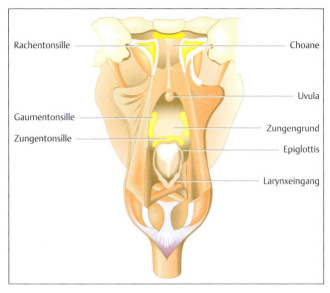

Rachentonsille — Choane

Uvula

Gaumentonsille — Zungengrund

Zungentonsille — Epiglottis

Larynxeingang

Abb. 1.**2**   Posteriore Ansicht in den Pharynx.

Zunge

Die Zunge ist ein muskuläres Organ und bildet den größten Anteil der unteren Begrenzung der Mundhöhle. Sie dient der Sprachbildung sowie dem Geschmack und ist integriert in den komplexen Schluckakt. Die Zunge kann unterteilt werden in den Zungenkörper, der zusammen mit der Zungenspitze den sichtbaren Teil darstellt und bei aufrechter Körperhaltung horizontal verläuft, sowie den Zungengrund, der nach dorsal gerichtet ist und bei aufrechter Köperhaltung nicht sichtbar ist. Die Zunge kann im Falle von Verletzungen mit starker Blutung das konventionelle Atemwegsmanagement erschweren und bei entzündlichen oder allergischen Schwellungen den oberen Atemweg vollständig verlegen (Abb. 1.**1**).

Nase

Die Anteile der äußeren Nase werden durch das Nasenbein, den Nasenknorpel sowie das Nasenseptum (bestehend aus Anteilen des Os ethmoidale, dem Vomer sowie dem Septumknorpel) geformt. Das Nasenseptum teilt die Nase in die paarig angelegten Nasenhöhlen, die beide mit dem Epipharynx korrespondieren und den ersten Abschnitt des Respirationstrakts darstellen. Die paarige Nasenhöhle beginnt mit dem Nasenloch und setzt sich über den Nasenvorhof über die Choanen bis zur hinteren Nasenöffnung mit Mündung in den Epipharynx fort.

Die Nase erfüllt eine Reihe wichtiger Funktionen. Neben ihrer Bedeutung im Rahmen der Respiration zur Anwärmung und Befeuchtung der Einatemluft enthält die Nase das periphere Riechorgan und ist letztlich das Reservoir der Ausführungsgänge der Nasennebenhöhlen (Sinus) sowie des Ductus nasolacrimalis.

Der engen topografischen Beziehung zu Anteilen der Schädelbasis und des Mittelgesichtskeletts kommt bei der Versorgung von Patienten mit Schädel-Hirn-Trauma (SHT) oder Mittelgesichtsverletzungen eine besondere Bedeutung zu. Hier ist vor einer beabsichtigten nasotrachealen Absaugung oder Intubation zu prüfen, ob die Nasengänge eine pathologische Verbindung zum Gehirn oder zum Liquorraum haben. Ohne adäquate Bildgebung kann der nasale Austritt von klarem oder blutigem Liquor ein wichtiger Hinweis hierauf sein. Daher ist das nasale Absaugen oder die nasale Intubation beim SHT sowie bei Mittelgesichtsverletzungen zunächst kontraindiziert.

Nasal einzuführende Tuben sollten ausreichend mit einem geeigneten Gleitmittel präpariert sein und mit ihrem Schrägschnitt (Lumen) in Richtung des Septums inseriert werden. Darüber hinaus sollten vor der Instrumentierung abschwellende Nasentropfen appliziert werden. Die genannten Maßnahmen erleichtern zum einen die Passage des Tubus durch die Nase und helfen zum anderen Schleimhautläsionen und damit auch potenziell für das Atemwegsmanagement kritische Blutungen zu vermeiden.

Neugeborene sind obligate Nasenatmer. Eine kongenitale Choanal-Atresie kann daher die Ursache persistierender Atemnot sein. Ebenso kann ein Infekt der oberen Atemwege diese infolge der Schleimhautschwellung kritisch verengen und zur Atemnot beim Säugling führen.

In allen Altersklassen sollte bei der Inspektion oder Kanülierung der Nasengänge mit größtmöglicher Vorsicht vorgegangen werden, da die Nasengänge mit einer sehr vulnerablen Schleimhaut und einem dichten Gefäßnetz ausgekleidet sind. Blutungen sind häufig stark und können das weitere Management des Atemwegs erheblich erschweren.

Pharynx

Der Pharynx stellt die muskulomembranöse Verbindung zwischen den Nasenhöhlen, der Mundhöhle und dem Larynx bzw. Ösophagus dar. Er lässt sich in 3 Abschnitte gliedern: den Nasopharynx, den Oropharynx sowie den Hypopharynx. Insgesamt ist der Pharynx sehr anfällig für Schwellungen im Zusammenhang mit entzündlichen, allergischen und tumorösen Prozessen, aber auch für iatrogene Traumata im Rahmen des Atemwegsmanagements (Abb. 1.**2**).

Abschnitte des Pharynx

Der **Nasopharynx** beginnt hinter den Nasenhöhlen und endet formal auf der Ebene der Gaumensegel. Insgesamt münden 5 Wege in diesen Raum: die beiden Nasenhöhlen, die Mündung der Tuba auditiva, über die eine Verbindung zum Mittelohr besteht, und der Oropharynx. Der Nasopharynx ist reich an lymphatischem Gewebe, was bei Vorliegen einer Hypertrophie einerseits zu erschwerter Nasenatmung und andererseits zu Problemen bei der Etablierung eines nasalen Luftweges führen kann.

Der **Oropharynx** schließt sich in Verlängerung des weichen Gaumens direkt an die Mundhöhle an. Die kraniale Begrenzung ergibt sich durch die paraverterbrale Faszie sowie die Halswirbelsäule.

Der **Hypopharynx** erstreckt sich vom oberen Ende der Epiglottis bis zum unteren Ende des Ringknorpels. Er beinhaltet den Larynx und hat Verbindung zur Trachea, dem Oropharynx sowie dem Ösophagus (Abb. 1.**1**).

Retropharyngealer Raum und prävertebrale Faszie

Die prävertebrale Faszie erstreckt sich von der Schädelbasis bis zum dritten thorakalen Wirbelkörper, von wo sie sich als Ligamentum longitudinale anterior fortsetzt.

Der retropharyngeale Raum befindet sich zwischen der prävertebralen Faszie und der bukkopharyngealen Faszie und erlaubt eine gewisse Beweglichkeit des Larynx, der Trachea und des Ösophagus während des Schluckaktes. Die kraniale Begrenzung entsteht durch die Schädelbasis, die untere durch das obere Mediastinum. Im Falle von abszedierenden Entzündungen oder tumorösen Prozessen kann es zu kritischen Schwellungen im Retropharynx kommen.

Larynx und Trachea

Der Larynx ist das Organ der Phonation und markiert den Beginn des unteren Respirationstrakts. Der Larynx wird von der vorderen Halsfaszie begrenzt und erstreckt sich beim Erwachsenen zwischen den Halswirbelkörpern (HWK) 3 und 6. Durch Schlucken oder Sprechen wird der Larynx um bis zu 4 cm in vertikaler Richtung bewegt. Insgesamt ist der Larynx aufgrund seiner Aufhängung an der infrahyalen Muskulatur – abhängig von Flexion oder Reklination des Kopfes – um bis zu 5 cm in der Vertikalen beweglich (Abb. 1.**1**).

Nach ventral wird der Larynx vom Schildknorpel umgeben und durch die mittlere Halsfaszie begrenzt. Unmittelbar unterhalb des Schildknorpels ist der Larynx vom Ringknorpel umgeben. Beide Knorpelstrukturen werden durch das von ventral palpable Ligamentum cricothyroideum (sog. Ligamentum conicum) verbunden. Der im Notfall als ultima ratio zu etablierende chirurgische Atemwegszugang erfolgt durch Durchtrennung oder Perforation dieser Bandstruktur (Koniotomie) (siehe Kap. 7). Die Oxygenierung des Patienten kann dann über einen durch das Ligamentum conicum inserierten Endotrachealtubus oder eine Trachealkanüle sichergestellt werden.

Die Luftröhre (Trachea) schließt in Höhe des HWK 7 an den Larynx an und erstreckt sich über ca. 15 cm vom Ringknorpel bis zu ihrer Aufteilung in die beiden Hauptbronchien (Bifurcatio tracheae) in Höhe der Brustwirbelkörper (BWK) 4 und 5. Die Vorder- und Seitenwand der im Durchmesser ca. 2,5 cm messenden Trachea werden aus 16–20 Knorpelspangen gebildet. Diese garantieren das Offenhalten der Trachea unter physiologischen Bedingungen. Die Hinterwand der Trachea besteht aus quer und längs ausgerichteten Muskelbündeln (Pars membranacea) und grenzt unmittelbar an den Ösophagus an. Zu beachten ist, dass die Trachea mit immer größer werdendem Abstand von der vorderen Brustwand nach kaudal in den Thorax verläuft.

Der rechte Hauptbronchus setzt den vertikalen Verlauf der Trachea annähernd fort, so dass aspirierte Fremdkörper oder Sekrete, aber auch akzidentiell zu tief platzierte Endotrachealtuben häufiger in den rechten Hauptbronchus gelangen.

1.2   Anatomische Prädiktoren des schwierigen Atemwegs

Im Wesentlichen sind 3 Mechanismen für relevante Komplikationen beim Management des Atemwegs verantwortlich:
- die unerkannte ösophageale Intubation,
- die unmögliche Maskenbeatmung sowie
- die schwierige tracheale Intubation.

Der sorgfältigen Evaluation des Atemwegs kommt in diesem Zusammenhang eine Schlüsselrolle zu, da das Auftreten einer schwierigen Intubation in bis zu 98 % der Fälle aufgrund anatomischer Prädiktoren antizipiert werden kann.

Im Rahmen dieses Kapitels sollen diese anatomischen Prädiktoren vorgestellt werden, so dass eine adäquate Evaluation des Atemwegs ermöglicht wird.

Grundsätzliche Überlegungen

Die Technik der konventionellen endotrachealen Intubation setzt zum einen eine ausreichende Beweglichkeit der Halswirbelsäule, des Atlantookzipitalgelenks, des Mandibulargelenks sowie des Zungenbeins voraus. Daher kann jegliche Erkrankung oder Abnormität – ob angeboren oder erworben –, welche die Beweglichkeit dieser anatomischen Strukturen einschränkt, für relevante Sichtbehinderungen bei der direkten Laryngoskopie verantwortlich sein. Im Falle einer beabsichtigten nasotrachealen Intubation kommen als weitere Prämissen die Intaktheit und unbehinderte Passage der Nasenhöhle hinzu.

In diesem Zusammenhang sei darauf hingewiesen, dass die erfolgreich durchgeführte direkte Laryngoskopie nicht unbedingt auch eine nachfolgend problemlose tracheale Intubation mit konsekutiver Beatmung des Patienten ermöglicht. Lange oder überstehende Zähne, Schwellungen im Oro- oder Hypopharynx sowie bislang möglicherweise unbekannte Veränderungen im Bereich des Larynx können hierfür verantwortlich sein.

Der normale Atemweg

Beim Vorliegen folgender Befunde ist mit hoher Wahrscheinlichkeit *nicht* mit relevanten Problemen beim Atemwegsmanagement zu rechnen:

- anamnestisch unauffällige Intubation
- unauffällige Anatomie von Gesicht und Hals
- problemlose Reklination des Halses um 35°
- keine Narben, Verbrennungen, Schwellungen, Infektionszeichen, Hämatome oder tumoröse Veränderungen sowie keine vorangegangene Strahlentherapie im Kopf-Hals-Bereich oder im Genick
- uneingeschränkte Atmung bei Flachlagerung sowie kein Hinweis auf Vorliegen von chronischem Schnarchen oder Schlafapnoe
- unbehinderte Nasenatmung
- uneingeschränkte Mundöffnung (> 3 cm) und voll erhaltene Beweglichkeit des Mandibulargelenks
- Mallampati-Score von 1: Evaluation am aufrecht sitzenden Patienten bei maximaler Mundöffnung und herausgestreckter Zunge ohne Phonation. Folgende Strukturen müssen voll erkennbar sein: die Uvula von Basis bis Spitze, die Hinterwand des Oropharynx sowie das Tonsillenbett (Abb. 1.**3**).
- thyreomentaler Abstand von > 6,5 cm (Abstand von Spitze der Mandibula zur Inzisura superior des Schildknorpels; sog. Patil-Test, Abb. 1.**4**)
- normaler Körperbau und normaler Ernährungszustand

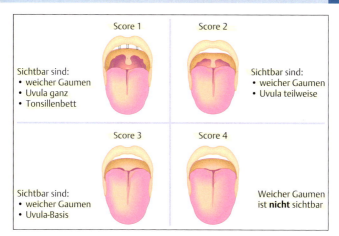

Abb. 1.**3** Mallampati-Klassifikation (Score von 1–4).

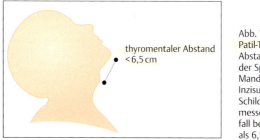

Abb. 1.**4** Beim Patil-Test wird der Abstand zwischen der Spitze der Mandibula und der Inzisura superior des Schildknorpels gemessen. Im Normalfall beträgt er mehr als 6,5 cm.

Der schwierige Atemweg

Schwierige Intubation

Insgesamt ist mit etwa 1,5–8,5 % schwierigen und 0,1–0,3 % unmöglichen Intubationen zu rechnen. Von der gefürchteten Kombination von unmöglicher Maskenbeatmung und unmöglicher Intubation ist in 0,01–2 pro 10 000 Fälle auszugehen.

Dies bedeutet, dass ein Anästhesist etwa einmal im Monat mit einer schwierigen Intubation und extrem selten mit der „Cannot intubate, cannot ventilate"-Situation konfrontiert ist. Das heißt aber auch, dass die notwendige Routine zur Beherrschung von Atemwegsproblemen für den Einzelnen kaum zu erreichen sein wird. Eine angemessene Erfahrung kann somit nur in größeren Kliniken gesammelt werden, wo sich die Erfahrungen und Komplikationen Einzelner summieren und wo durch die parallele Existenz einzelner Fachgebiet mit erfahrungsgemäß höherer Inzidenz von Atemwegsproblemen, wie in der Hals-Nasen-Ohren-Heilkunde, der Mund-Kiefer-Gesichts-Chirurgie sowie in der Geburtshilfe, die Kenntnisse und Fertigkeiten erlernt und mit der nötigen Sicherheit und Kompetenz erhalten werden können.

Zu den **Prädiktoren**, bei deren Vorliegen – insbesondere wenn diese kombiniert auftreten – ein schwieriger Atemweg antizipiert und mit Problemen gerechnet werden muss, gehören:

- Veränderungen der normalen Anatomie von Gesicht, Mund, Pharynx sowie Hals oder Genick durch Traumata, Verbrennungen, Narben, Schwellungen, Hämatome, Infektionen, Tumoren, Strahlentherapie
- Atemwegsobstruktionen mit und ohne Stridor und Behinderung der Atmung bei Flachlagerung
- Heiserkeit oder abnormale Stimmbildung
- Veränderungen im Bereich der Mandibula:
    - eingeschränkte Mobilität der Mandibula mit eingeschränkter Mundöffnung
    - Mikrognathie und fliehendes Kinn bei angeborenen Syndromen (z. B. Pierre-Robin-Sequenz, Treacher-Collins-Syndrom bzw. Franceschetti-Syndrom etc.)
- Veränderungen des Larynx bei tumorösen, entzündlichen und allergischen Läsionen sowie nach Operationen und Bestrahlung
- eingeschränkte Mobilität des Larynx mit Fixierung an umgebenden Strukturen
- Makroglossie

- sehr tief reichender, nach palatinal hoher oder sehr enger Oropharynx
- Prognathie
- Mallampati-Score 3 und 4; Evaluation am aufrecht sitzenden Patienten bei maximaler Mundöffnung und herausgestreckter Zunge ohne Phonation (Abb. 1.**3**):
  - Mallampati 3: Erkennbar sind Anteile des weichen Gaumens, jedoch nicht die Uvula.
  - Mallampati 4: Nur der harte Gaumen ist zu sehen.

  In beiden Fällen besteht keine Sicht auf die Hinterwand des Pharynx sowie das Tonsillenbett.
- Pathologien des Halses sowie der Halswirbelsäule wie:
  - extrem kurzer Hals
  - eingeschränkte Beweglichkeit durch Arthritis, Spondylitis oder Bandscheibenprobleme
  - Frakturen im Bereich der Halswirbelsäule sowie andere traumatische Veränderungen in diesem Bereich
- thorakoabdominelle Veränderungen wie Kyphoskoliose, Adipositas per magna, Schwangerschaft im letzten Trimenon sowie sehr prominente Mammae
- Alter zwischen 40 und 59 Jahren
- männliches Geschlecht

Der positiv prädiktive Wert des einzelnen Prädiktors ist jeweils gering. Beispielsweise beträgt er für den Mallampati-Score, dem wohl am weitesten verbreiteten Test zu Voraussage einer schwierigen Laryngoskopie (Sichtbedingungen nach Cormack und Lehane [CL] 3 und 4), lediglich 21 % bzw. rund 5 % für CL 4 alleine.

Im Rahmen einer prospektiven Untersuchung zum prädiktiven Wert einzelner Faktoren zur Vorhersage einer schwierigen Intubation identifizierten El-Ganzouri et al. (1996) 7 unabhängige objektive Prädiktoren, deren Aussagekraft bei deren kombiniertem Auftreten steigt:

- Mundöffnung < 4 cm
- thyromentaler Abstand (Patil-Test) < 6 cm
- Mallampati-Score 3 und 4
- Halsbeweglichkeit < 80 %
- Unfähigkeit zur aktiven Prognathie
- Körpergewicht > 110 kg
- stattgehabte schwierige Intubation

Es existiert derzeit *kein* Einzeltest zur sicheren Vorhersage eines schwierigen Atemwegs und einer schwierigen Intubation. Die Kombination von Einzeltests sowie insbesondere die Hinzunahme weiterer, ausgewählter Tests bei Vorliegen eines auffälligen Einzeltest kann den Vorhersagewert erhöhen.

Beim Vorliegen einer thyromentalen Distanz von ≤ 4 cm *und* einem Mallampati-Score von 1 oder 2 muss bei 48 % der so eingestuften Patienten mit schwierigen Intubationsbedingungen gerechnet werden. Diese Inzidenz steigt auf 79 %, wenn der Mallampati-Score 3 oder 4 beträgt.

Schwierige Maskenbeatmung

Nach Langeron et al (2000) treten bei Erwachsenen in etwa 5 % Probleme bei der Maskenbeatmung auf, wobei die Maskenbeatmung nach El-Ganzouri et al. (1996) nur in maximal 0,08 % der Fälle unmöglich ist.

Die bereits erwähnten Prädiktoren für eine erschwerte Intubation gelten in den Grundzügen auch für die Vorhersage der schwierigen Maskenbeatmung. Hierzu zählen insbesondere:

- Adipositas (Body-Mass-Index > 26 kg/m^2)
- Alter > 55 Jahre
- Makroglossie
- Bartträger
- Fehlen von Zähnen
- bekanntes Schnarchen
- Mallampati-Score 3 und 4
- Patil-Test < 6 cm

Auch wenn keiner der aktuell gebräuchlichen Tests mit ausreichender Sicherheit den problemlos oder schwierig zu versorgenden Atemweg voraussagen kann, sollte der Evaluation des Atemwegs im Rahmen der Prämedikationsvisite dennoch besondere Aufmerksamkeit gewidmet werden. Alleine aus Gründen der Ausbildung werden die nach dieser Evaluation als schwierig eingestuften Patienten auch als solche behandelt.

2 Präoxygenierung

Heiner Krieter

Unter dem Begriff Präoxygenierung versteht man die Gabe von Sauerstoff unmittelbar vor der Einleitung einer Narkose. Ziel der Präoxygenierung ist es, eine möglichst lange Apnoe ohne Abfall der arteriellen Sauerstoffsättigung zu ermöglichen. Dadurch wird wertvolle Zeit zur sicheren Etablierung eines künstlichen Atemwegs gewonnen. Darüber hinaus kann das Verfahren selbstverständlich auch in der Notfallmedizin (Intubation bei Patienten mit Spontanatmung) oder in der Intensivmedizin (Vorbereitung zur Tracheostomie/-tomie, Umintubation, Kanülenwechsel u. a.) sinnvoll eingesetzt werden.

2.1 Physiologische Grundlagen

Das Prinzip der Präoxygenierung beruht im Wesentlichen darauf, dass der in den gasgefüllten Anteilen der Lunge enthaltene Stickstoff ausgewaschen und durch Sauerstoff ersetzt wird. Dadurch wird der pulmonale Speicher an gasförmigem Sauerstoff erheblich vergrößert. Aus diesem Speicher kann der Sauerstoffbedarf des Körpers dann entsprechend länger gespeist werden. Apnoetaucher erreichen durch spezielles Training und Atemtechnik bereits bei Raumluft Tauchzeiten von bis zu 9 Minuten. Nach Präoxygenierung mit reinem Sauerstoff verlängert sich die Apnoedauer auf mehr als 15 Minuten. Theoretisch würde der gesamte Sauerstoffvorrat eines solchen Tauchers sogar für 40 (!) Minuten ausreichen.

Nach einer normalen Ausatmung verbleiben bei einem normalgewichtigen Erwachsenen etwa 3000 ml Gas in der Lunge. Dieses als funktionelle Residualkapazität (FRC) bezeichnete Volumen setzt sich zusammen aus dem Residualvolumen und dem exspiratorischen Reservevolumen. Es stellt den „Gasspeicher" im Falle einer Apnoe dar.

Unter Apnoe bezieht der pulmonale Blutkreislauf den nötigen Sauerstoff aus diesem Speicher. Dadurch fällt der Anteil von Sauerstoff in der Lunge kontinuierlich ab. Die kritische Grenze einer arteriellen Sauerstoffsättigung von 75 % wird bei einem pulmonalen Sauerstoffgehalt von etwa 5 % unterschritten.

Aus der Differenz zwischen dem normalen pulmonalen Sauerstoffgehalt (Konz. O_2 Norm) und der kritischen Grenze unter Apnoebedingungen (Konz. O_2 Apnoe) lässt sich der verfügbare Sauerstoffspeicher berechnen:

Reserve O_2 = FRC × (Konz. O_2 Norm – Konz. O_2 Apnoe)

Unter Spontanatmung bei Raumluft beträgt die pulmonale Sauerstoffkonzentration durchschnittlich etwa 13 %. Damit errechnet sich für einen Erwachsenn mit einer FRC von 3000 ml eine Reserve von:

Reserve O_2 = 3000 ml × (0,13 – 0,05) = 240 ml

Bei einem Sauerstoffverbrauch in Ruhe von 250 ml/min ist diese Reserve bereits nach etwa einer Minute verbraucht!

Durch Präoxygenierung mit einer inspiratorischen Sauerstoffkonzentration von 1,0 lässt sich die nutzbare Sauerstoffreserve deutlich steigern. Statt 13 % enthält die Lunge jetzt etwa 88 % Sauerstoff. Damit ergibt sich eine Sauerstoffreserve von:

Reserve O_2 = 3000 ml × (0,88 – 0,05) = 2490 ml

Legt man den durchschnittlichen Sauerstoffverbrauch von 250 ml/min zugrunde, reicht diese Reserve für etwa 10 Minuten, bevor die arterielle Sättigung kritisch absinkt (Abb. 2.**1**).

> **!**
> Die Präoxygenierung verlängert die Apnoedauer beim Erwachsenen von einer auf etwa 10 Minuten! Dadurch wird wertvolle Zeit gewonnen, um auch in komplizierten Situationen den Atemweg zu sichern.

Bei Schwangeren ist der Zeitgewinn nicht so ausgeprägt, da hier einem höheren Sauerstoffbedarf eine geringere FRC gegenübersteht. Dennoch ist die Präoxygenierung auch hier sinnvoll einzusetzen.

Bei Kindern gilt Ähnliches: Auch hier stehen spezifischer Sauerstoffbedarf und FRC in einer ungünstigen Relation. Dadurch ist der Effekt der Präoxygenierung nicht so ausgeprägt wie bei Erwachsenen (Abb. 2.**1**).

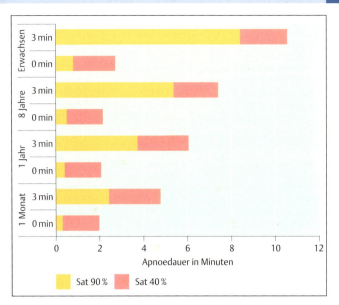

Abb. 2.**1**   Zeitspanne vom Beginn der Apnoe bis zum Unterschreiten einer arteriellen Sauerstoffsättigung von 90 % (Sat 90 %) bzw. 40 % (Sat 40 %) bei Säuglingen, Kindern und Erwachsenen ohne (0 min) und nach 3-minütiger Präoxygenierung (3 min) (Daten aus Hardman u. Wills 2006).

2.2 Indikationen

Obligat
- Intubationen bei erwartetem schwierigem Atemweg
- Intubationen ohne Hinweise auf eine erschwerte Intubation, wenn die Patienten ein besonderes Risiko bei einer apnoebedingten Desaturation haben, beispielsweise bei eingeschränkter koronarer oder zerebraler Perfusion oder bei Sichelzellanämie
- bei Schwangeren insbesondere bei Einleitung einer Vollnarkose zur Sectio-Entbindung

- Einleitung einer Vollnarkose bei Patienten, die nicht als nüchtern gelten („Ileus-Einleitung", Crash-Intubation, Rapid Sequence Intubation etc.)

Empfehlenswert
- bei allen anästhesiologischen Maßnahmen, die mit einer Apnoe einhergehen, ebenso in der Intensivmedizin oder Notfallmedizin. Die Präoxygenierung ist bereits Bestandteil zahlreicher Leitlinien zum Atemwegsmanagement (DGAI, ASA).

2.3 Kontraindikationen

- Ablehnung durch den Patienten. Häufig ausgelöst durch Angst, nicht ausreichend Luft durch die Maske zu bekommen. Hier helfen oft Informationen über den Sicherheitsgewinn und das Probehalten der Maske durch den Patienten.
- Keine oder unzureichende Spontanatmung. Anstelle der Präoxygenierung kann unter kritischer Abwägung des Aspirationsrisikos eine Maskenbeatmung erwogen werden.

Die unter reiner Sauerstoff(be-)atmung nachzuweisende Ausbildung von Atelektasen stellt angesichts des Sicherheitsgewinns der Präoxygenierung keine Kontraindikation dar, zumal sich Atelektasen durch entsprechende Beatmung nach dem Sichern des Atemwegs wieder beseitigen lassen.

2.4 Praktisches Vorgehen

Zur Beschleunigung des Austauschs von Stickstoff gegen Sauerstoff wurden zahlreiche Atemmanöver vorgeschlagen. Messungen zeigen jedoch, dass die normale Spontanatmung mit reinem Sauerstoff schon nach 2 Minuten denselben Effekt hat wie die für den Patienten belastenden forcierten Atemmanöver. Daher schlagen die meisten Autoren eine **dreiminütige Präoxygenierung bei normaler Spontanatmung** vor.

Entscheidend für die Effektivität der Präoxygenierung ist der dichte Sitz der Beatmungsmaske, um jede Beimischung von stickstoffhaltiger Umgebungsluft durch Leckagen zu verhindern. Während der Präoxygenierung sollte der Patient deshalb **nicht sprechen**.

Für die tägliche Praxis hat sich die konventionelle Gesichtsmaske **an einem Narkosegerät** bewährt. Der Totraum solcher Systeme ist gering und bei einem ausreichend hohen Frischgasfluss (10 l/min) kann eine Rückatmung sicher ausgeschlossen werden.

Moderne Narkosegeräte messen neben der endtidalen Kohlendioxidkonzentration auch den endexspiratorischen Sauerstoffgehalt. Dieser Wert erlaubt die direkte Überwachung der Effektivität einer Präoxygenierung. **Werte über 0,8 zeigen eine ausreichende, Werte über 0,9 eine gute Präoxygenierung an.**

Ist die Abdichtung der Maske aufgrund anatomischer Besonderheiten oder durch einen Bart in Frage gestellt, kann alternativ auch ein **Mundstück** zur Präoxygenierung dienen. Dabei muss jedoch die Nase durch eine geeignete Klammer verschlossen sein. Besondere Apparate zur Präoxygenierung brachten in der Praxis keine klinisch bedeutsamen Vorteile und werden wegen der nicht unerheblichen zusätzlichen Kosten kaum eingesetzt.

Die Präoxygenierung dient der Sicherheit des Patienten und sollte für diesen möglichst stressfrei durchgeführt werden. Eine gute Vertrauensbasis kann durch beruhigenden Zuspruch und klare Information über das geplante Vorgehen erreicht werden. Die Fragen des Patienten sollten vor dem Aufsetzen der Maske geklärt sein, da jedes Sprechen des Patienten zwangsläufig zur Beimischung stickstoffhaltiger Umgebungsluft führt und damit die Präoxygenierung verzögert oder unmöglich macht. Kooperative Patienten können die Maske auch selbst halten, hierbei ist aber eine aufmerksame Kontrolle der Dichtigkeit und des Effekts (endexspiratorischen Sauerstoffgehalt beobachten!) durch den Anästhesisten erforderlich.

Das Ablaufschema zur Durchführung der Präoxygenierung zeigt Abb. 2.**2**.

! Fazit

- Die Präoxygenierung ist ohne besonderes Zubehör und mit nur minimalem zusätzlichem Zeitaufwand durchzuführen.
- Beim Atemwegsmanagement bietet die Präoxygenierung einen deutlichen Sicherheitsgewinn durch die längere Apnoedauer bei ausreichender Sättigung.
- Die korrekte Präoxygenierung sollte daher zur Routine bei allen Allgemeinanästhesieverfahren zählen.

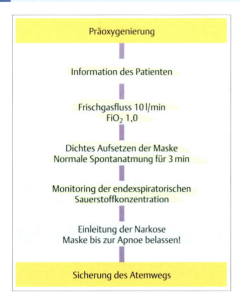

Abb. 2.**2**
Ablaufschema
zum praktischen
Vorgehen bei der
Präoxygenierung.

3 Maskenbeatmung

Albrecht Henn-Beilharz

Die Maskenbeatmung ist die einfachste und schnellste Methode zur Sicherung der Atemwege und schafft durch eine Oxygenation häufig erst die Voraussetzungen für die anderen Maßnahmen des Atemwegsmanagements. Neben der Gesichtsmaske zur manuellen Beatmung gibt es auch Maskensysteme zur Oxygenation, Maskensysteme zur Atemtherapie (CPAP-Atmung) und Maskensysteme zur nichtinvasiven Maskenbeatmung.

Durch alternative Atemwege (Larynxmaske, Larynxtubus) hat die Maske insgesamt an Bedeutung verloren, sie wird jedoch nach wie vor zur Routineoxygenation im Rahmen der Anästhesie angewendet und sie ist weiterhin in der Regel das erste Mittel, um einen apnoischen Patienten zu beatmen.

3.1 Gesichtsmasken

Abzugrenzen ist die Gesichtsmaske gegen nasale Masken sowie Larynxmasken. Im Folgenden wird unter dem Begriff „Maskenbeatmung" immer die Beatmung mittels einer den Mund und die Nase umschließenden Gesichtsmaske verstanden. Diese wird kombiniert mit einem selbstfüllenden Beatmungsbeutel mit Sauerstoffanschluss sowie Reservoir. Abb. 3.1 zeigt verschiedene Typen von Gesichtsmasken.

Die Masken bestehen im Wesentlichen aus 3 Teilen:
- dem Maskenkörper, der Form und Größe bestimmt,
- dem Maskenwulst, der den Kontakt mit dem Gesicht herstellt, und
- dem genormten Konnektor (Durchmesser 22 mm), über den der Beatmungsbeutel oder das Beatmungssystem angeschlossen wird.

Der Maskenwulst ist entweder aufblasbar und passt sich so an die entsprechende Gesichtsform an oder er kann durch biegsame Metallanteile im Inneren an die Gesichtsform angepasst werden.

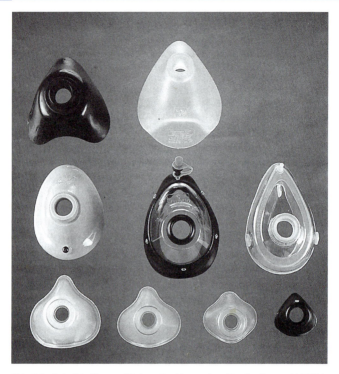

Abb. 3.**1**   Beispiele für verschiedene Gesichtsmasken (Quelle: Czarnecki 2001).
Obere Reihe (von links nach rechts): Narkosemaske aus Gummi (Willy Rüsch AG),
Silikon-Anästhesiemaske groß (VBM Medizintechnik GmbH).
Mittlere Reihe: Allround-Narkosemaske aus Silikon (Willy Rüsch AG), Ambu-Maske
(Willy Rüsch AG), Laerdal-Maske (Laerdal Medical GmbH & Co.).
Untere Reihe: Kindermasken nach Rendell-Baker-Soucek aus Silikon/Gummi in
unterschiedlichen Größen (Willy Rüsch AG).

3.2 Vor- und Nachteile der Maskenbeatmung

Der wesentliche Vorteil der Maskenbeatmung besteht in der schnellen Verfügbarkeit mit einfachen Hilfsmitteln. Weitere Vorteile zeigt Tab. 3.**1**.

Die Nachteile der Maskenbeatmung sind in Tab. 3.**2** zusammengestellt. Größter Nachteil ist es, dass auch bei sachgemäßer Anwendung kein definitiver und sicherer Luftweg vorliegt. Zudem besteht die Gefahr der Aspiration und die Technik der Maskenbeatmung erfordert eine größere Übung.

Tabelle 3.**1**   Vorteile der Maskenbeatmung

- einfache Handhabung
- schnelle Verfügbarkeit
- universelle, anpassbare Passform
- kein zusätzliches Instrumentarium
- physiologische Klimatisierung und Reinigung der Ventilationsgase

Tabelle 3.**2**   Nachteile der Maskenbeatmung

- kein sicherer Luftweg, Aspirationsgefahr
- keine Beatmungsmöglichkeit bei Laryngospasmus oder supraglottischen Atemwegshindernissen
- Gefahr der Mageninsufflation
- Verletzungsrisiko (Haut, Augen, Nerven)
- Ventilationsprobleme bei anatomischen/pathologischen Besonderheiten
- beide Hände sind am Patienten gebunden

3.3 Kontraindikationen

Bei nicht nüchternen Patienten und erhöhtem Aspirationsrisiko darf außer in Notfallsituationen keine Maskenbeatmung durchgeführt werden (Tab. 3.**3**). Ebenso sind frontobasale Verletzungen zu beachten, da durch den Beatmungsdruck vermehrt Luft in die Schädelbasis gedrückt werden kann. Laryngozelen können sich durch die Beatmung im Sinne eines Ventilmechanismus füllen und damit eine Beatmung unmöglich machen. Besondere Erschwernisse, ggf. mit erhöhtem Aspirationsrisiko, sind bei extremer Adipositas, Kopftieflage, Gesichtstrauma und massiver oro- oder nasooropharyngealer Blutung zu erwarten.

Tabelle 3.**3**   Absolute Kontraindikationen der Maskenbeatmung

- nicht nüchterner Patient
- Ileus
- Laryngozele
- tracheoösophageale Fisteln

Auch bei einer Halswirbelsäulenverletzung ist besondere Vorsicht geboten, da hier der Kopf nicht überstreckt werden darf. In Notfallsituationen kann eine Maskenbeatmung unumgänglich sein, um die nötige Oxygenierung für eine nachfolgende Intubation zu ermöglichen.

3.4   Mögliche Probleme bei der Maskenbeatmung

Die meisten Probleme mit der Maskenbeatmung können bei genauer Anamneseerhebung und Untersuchung des Patienten im Vorfeld erkannt werden (Tab. 3.**4**). Vor dem Aufsetzen der Maske auf das Gesicht des Patienten muss man sich davon überzeugen, dass die oberen Atemwege frei sind und den Luftstrom nicht behindern.

Tabelle 3.**4**   Hinweise auf eine schwierige Maskenbeatmung

- Vollbart
- maxillomandibuläre Dysgnatie
- zahnloser Patient
- große Nase
- große Zunge
- kurzer, dicker Hals
- Übergewicht
- klosige Sprache
- eingeschränkte Kopf-Hals-Beweglichkeit
- Stridor
- nasale Polyposis
- nasale Tamponade
- Drainagen (Magensonde, Abszessdrainage)
- Tumoren
- entzündliche Prozesse
- Frakturen
- Blutungen

Zu Problemen kommt es häufig bei älteren, zahnlosen Patienten, bei denen sich bei korrekter Platzierung der Maske infolge der schlaffen Gesichtsfalten Mund und Nase verschließen. In diesem Fall kann durch Belassen der Vollprothese in situ die Maskenbeatmung erleichtert werden. Es ist jedoch vorab zu prüfen, ob die Prothese ausreichend fest sitzt, damit es nicht zum Verlust und zur Prothesenaspiration kommt.

3.5 Praktisches Vorgehen

Entscheidend für eine gute Maskenbeatmung ist weniger die Art der verwendeten Maske als vielmehr die Wahl der richtigen Größe. In der Regel sind Masken mit aufblasbarem Wulst besser an die Gesichtskonturen anzupassen. Masken mit innen liegenden, verformbaren Metallteilen müssen ggf. nachkorrigiert werden. Die Maske sollte in ihrer Größe so gewählt werden, dass Mund und Nase ausreichend abgedeckt sind. Bei primär unzureichendem Maskensitz kann dieser optimiert werden:
- Einlage eines Guedel-Tubus bei zu großer Maske,
- Wechsel eines oropharyngealen gegen einen nasopharyngealen Tubus bei zu kleiner Maske.

In vielen Fällen ist es hilfreich, wenn mehrere Maskengrößen zur Auswahl bereit liegen.

Grundsätzlich wird durch die Maske das Totraumvolumen der Atemwege vergrößert. Dies spielt vor allem bei insuffizienter Ventilation oder bei Säuglingen und Kleinkindern eine Rolle. Bei Kleinkindern und Säuglingen sind die günstigeren Rendell-Baker-Masken, bei Neugeborenen auch die Rundmasken mit aufblasbarem Wulst zu empfehlen.

Aufsetzen der Maske

Vor dem Anlegen der Maske sollte der Kopf etwas erhöht gelagert werden (ca. 5 cm dickes Kissen, „Schnüffelposition"). Der Kiefer wird mit dem Esmarch'schen Handgriff gehalten: Er wird bei geöffnetem Mund nach vorne und dann an den Oberkiefer herangezogen. Dann wird die Maske vorsichtig auf den Nasenrücken aufgesetzt und auf den Kiefer herabgesenkt. Die Fixierung der Maske erfolgt mit Daumen und Zeigefinger der linken Hand (sog. C-Griff). Mittel- und Ringfinger der linken Hand kommen am Unterrand der Mandibula zu liegen und der kleine Finger unterstützt

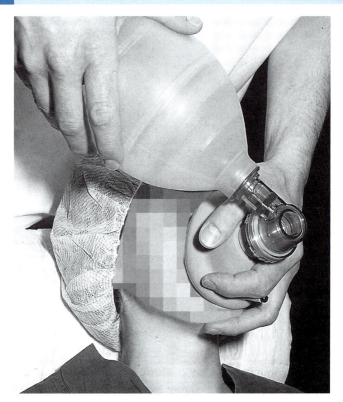

Abb. 3.**2**   Maskenhaltung mittels C-Griff und Unterstützung mit Mittel-, Ring-
und Kleinfinger (Quelle: Czarnecki 2001).

die Vorwärtsbewegung des Unterkiefers am Kieferwinkel (Abb. 3.**2**). Beim
wachen Patienten ist dieser Druck auf den Kieferwinkel schmerzhaft und
wird in der Regel als unangenehm empfunden. Bei zu medialer Platzierung

der Finger am Unterkiefer drücken diese auf den Mundboden und können so zu einer Verlegung der Atemwege führen. Diese Gefahr besteht vor allem bei Kindern.

Hilfsmittel

Wenn mit dieser Methode eine Beatmung nicht möglich ist, kommen verschiedene Hilfsmittel in Betracht. Der Atemweg kann durch die Verwendung eines oropharyngealen Tubus (nach Guedel) oder nasopharyngealen Tubus (nach Wendl) freigehalten werden (Abb. 3.**3a, b**). Dabei ist darauf zu achten, dass die Größe/Länge dieser Tuben korrekt gewählt wird, da sonst die Atemwege nicht ausreichend freigehalten werden oder es zu Verletzungen der Epiglottis bzw. zum Verschluss des Larynx durch die heruntergedrückte Epiglottis kommen kann. Die erforderliche Größe lässt sich in etwa anhand des Abstands zwischen Mundwinkel bzw. Naseneingang und Ohrläppchen abschätzen.

Während der oropharyngeale Tubus durch eine 180°-Drehbewegung in den Mund eingeführt wird, wird der nasopharyngeale Tubus auf dem Nasenboden senkrecht in die Tiefe vorgeschoben. Beide Tuben können bei einem Patienten, der nicht tief komatös ist, den Schluck- und Husten-

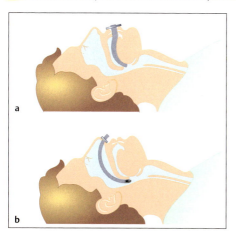

Abb. 3.**3a, b**
Korrekte Lage des
Guedel-Tubus zwischen Zungenbasis
und Hypopharynx
(**a**) und des Wendl-
Tubus im Oropharynx (**b**) (Quelle:
Adams et al. 2007).

reflex, Erbrechen sowie einen Laryngospasmus auslösen. Ggf. ist eine topische Lokalanästhesie zu verwenden. Während mit diesen Maßnahmen der oro- bzw. nasopharyngeale Weg optimiert werden kann, lässt sich durch die beidhändige Technik die Koppelung der Maske an das Gesicht verbessern. Hierbei werden durch beidhändiges Vorhalten des Unterkiefers Undichtigkeiten im Wangenbereich, am Kinn und an der Nasenwurzel vermieden. In diesem Fall muss durch einen zweiten Helfer die Beutelbeatmung vorgenommen werden.

Bei einem Patienten mit Vollbart kann es hilfreich sein, durch Verwendung eines nassen Papiertuches die Ankoppelung der Maske an das Gesicht zu optimieren. Dieses Tuch muss selbstverständlich zentral eine Öffnung haben, damit die Ventilation möglich ist.

Ventilation

Die Ventilation über die Maske sollte grundsätzlich über den Atembeutel erfolgen, da nur so der Atemwegwiderstand und die Füllung der Lunge fühlbar werden. Eine Fixierung der Maske mittels Gummiband ist in diesen Situationen nicht zulässig, da eine Kontrolle der Ventilation nicht mehr gewährleistet ist. Mit zunehmendem Atemwegsdruck steigt die Insufflation von Luft in den Magen und damit auch das Risiko von Regurgitation und Aspiration. Daher wird empfohlen, durch den Sellick'schen Handgriff (Druck mit 2 Fingern auf den Ringknorpel) die Mageninsufflation zu minimieren.

Während am Handbeatmungsbeutel der Atemwegsdruck nur abgeschätzt werden kann, ist am Narkosekreisteil eine Ablesung des Beatmungsdruckes möglich. Dieser sollte einen Wert von 20 cm Wassersäule nicht überschreiten, da sonst die Mageninsufflation überproportional ansteigt. Darüber hinaus kann die Ventilation nur durch Beobachten von Heben und Senken des Thorax kontrolliert werden. Unter Anästhesiebedingungen lässt sich die Ventilation auch durch die CO_2- und Volumenmessung überwachen. Dagegen zeigt der Beatmungsdruck lediglich an, dass dieser Druck an irgendeiner Stelle entsteht, jedoch wird damit nicht sichergestellt, dass auch eine Ventilation stattfindet.

!

> Sollte trotz aller Optimierungen (Lagerung, Maskengröße, oropharyn-
> geale Hilfsmittel etc.) eine Maskenbeatmung nicht möglich sein, sind
> sofort alternative Techniken zur Sicherung des Atemwegs anzuwen-
> den (Larynxtubus, Larynxmaske, Kombitubus, Koniotomie etc.). Bei
> Verdacht auf Insufflation des Magens im Rahmen der Notfallbeatmung
> sollte dieser sobald wie möglich über eine Magensonde entlastet wer-
> den.

Fazit
- Die Maskenbeatmung ist eine einfache und schnelle Methode zur Ven-
  tilation eines Patienten.
- Sie dient der Oxygenierung vor weiteren Maßnahmen der Atemwegs-
  sicherung.
- Zur Gewährleistung eines suffizienten Maskensitzes ist entsprechende
  Übung erforderlich. Weitere Voraussetzungen sind eine korrekte Mas-
  kengröße, optimierte Lagerung und ggf. der Einsatz von Hilfsmitteln
  (z. B. Guedel- und Wendl-Tubus).
- Auch bei korrekter Anwendung bietet die Maskenbeatmung keinen
  Schutz vor Aspiration.
- Hinweise auf eine erschwerte Maskenbeatmung sowie Kontraindikationen sind zu beachten. Im vitalen Notfall ist trotz Kontraindikation
  eine Maskenbeatmung möglich, es muss jedoch schnellst möglich auf
  einen definitiven sicheren Atemweg gewechselt werden.

4   Endotracheale Intubation

Gösta Lotz

Erstmals beschrieb Andreas Vesalius 1543 die Intubation des Atemwegs bei Tieren. 1868 führte dann Friedrich Trendelenburg die erste Intubationsnarkose über eine Tracheotomiekanüle durch, William MacEwen 1878 die erste Narkose mit orotrachealer Intubation. Während des Ersten Weltkriegs entwickelte Sir Ivan Magill neben anderen die Technik der Intubation weiter. Ihre Verbreitung in Deutschland wurde durch die ablehnende Haltung einflussreicher Chirurgen wie Ferdinand Sauerbruch bis nach dem Zweiten Weltkrieg verzögert.

Heute gilt die endotracheale orale Intubation als Goldstandard der Atemwegssicherung. Sie ermöglicht:

- die Sicherung und den Erhalt eines offenen Atemweges
- einen weitgehenden Schutz vor Aspiration
- die Beatmung mit positivem Druck
- die Beatmung mit kontrollierter FiO_2
- die Applikation von PEEP
- die tracheale Absaugung und Bronchialtoilette
- die Applikation von Medikamenten

4.1   Voraussetzungen für eine Intubation

Die Intubation sollte prinzipiell nur bei einem ausreichend narkotisierten Patienten durchgeführt werden. Die Laryngoskopie stellt einen massiven Schmerzreiz dar und bedarf einer suffizienten **Analgesie**. Bei unzureichender Narkose kann es neben Würgen und Erbrechen zu einem Bronchospasmus und Laryngospasmus kommen. Dies erschwert die Intubation und gefährdet den Patienten.

Die Gabe eines **Muskelrelaxans** ist nicht zwingend erforderlich, sie verbessert aber die Intubationsverhältnisse und reduziert die Wahrscheinlichkeit von Verletzungen im Bereich des Larynx.

Vor Beginn der Intubation sollte das in Tab. 4.**1** aufgeführte benötigte **Zubehör** bereit liegen.

Tabelle 4.1   Zubehör für die Intubation

- Beatmungsbeutel ggf. Narkosekreisteil
- Guedel-Tubus
- Laryngoskop
- Endotrachealtubus
- Führungsstab
- Gleitmittel
- Blockerspritze
- Magill-Zange
- Absauggerät mit verschieden Absaugkathetern
- Fixiermaterial
- Stethoskop zur Auskultation
- Standardmonitoring (EKG, RR, SpO$_2$)

4.2   Praktisches Vorgehen

Lagerung

Die richtige Lagerung hat große Bedeutung für eine erfolgreiche Laryngoskopie. Der Kopf wird optimalerweise durch Lagerung auf einem flachen Kissen anteflektiert und im Atlantookzipitalgelenk leicht überstreckt. In dieser als „Schnüffelposition" oder „verbesserter Jackson-Position" bezeichneten Lagerung nähert sich bei der Laryngoskopie die orale Sichtachse den laryngealen und pharyngealen Achsen an, so dass eine gute Sicht auf den Kehlkopf und die Stimmritze besteht (Abb. 4.1a–c).

Einführen des Laryngoskops

Der Spatel des Laryngoskops wird durch den Intubierenden unter Sicht mit der linken Hand in den rechten Mundwinkel eingeführt. Dann wird die Spatelspitze in die Mitte der Zunge in Richtung der Epiglottis geführt. Dabei wird die Zunge nach links gedrängt.

Die Epiglottis wird bei Verwendung eines gebogenen Spatels nicht aufgeladen. Die Spitze des Spatels liegt zwischen Zungengrund und Epiglottis in der Plica glossoepiglottica. Durch Zug des Laryngoskops in Griffrichtung und dem daraus resultierenden Druck auf das Zungenbein wird die Epiglottis passiv mit angehoben. Bei der Laryngoskopie mit einem geraden Spatel dagegen wird die Epiglottis mit der Spitze des Spatels aufgeladen

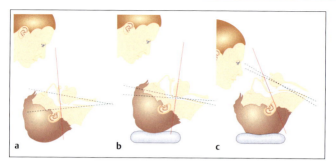

Abb. 4.**1a–c**   Orale, pharyngeale und tracheale Achse bei der Intubation (Quelle: Adams et al. 2007).
a Verhältnis der Achsen bei Lagerung ohne Kopferhöhung.
b Teilweise Annäherung der Achsen bei Lagerung mit erhöhtem Kopf (Kissen).
c Weitere Annäherung durch Überstrecken des Kopfes in verbesserter Jackson-Position.

und direkt angehoben. Ein Hebeln ist bei beiden Techniken unbedingt zu vermeiden, da sonst Zahnschäden an den oberen Schneidezähnen auftreten können.

Bei der Intubation niemals hebeln!

Die **Sicht auf die Glottis** lässt sich nach der von Yentis und Lee (1998) modifizierten Einteilung nach Cormack und Lehane (1984) beschreiben (Abb. 4.**2**). Bei normalen anatomischen Verhältnissen ist die Glottis komplett einsehbar (Cormack-Lehane-Grad I). Bei nicht sichtbarer Epiglottis (Grad IV) wird eine konventionelle Intubation als unmöglich angesehen.

Bei Bedarf kann eine zweite Person den Larynx von ventral manipulieren. Bewährt haben sich das **„BURP“-Manöver** (backward upward rightward pressure) und das **„OELM“-Manöver** (optimal external laryngeal manipulation), bei denen durch sanften Druck auf den Schildknorpel der Larynx in die Richtung des Laryngoskopspatels verlagert wird. Diese Manipulationen ähneln dem Sellick-Handgriff, haben allerdings nicht die Kompression des Ösophagus als Aspirationsprophylaxe, sondern verbesserte Sichtverhältnisse zum Ziel.

Grad	Laryngoskopiebefund	Sichtbefund
I	Gesamte Stimmritze einstellbar	
IIa	Stimmritze teilweise sichtbar	
IIb	Nur Ary-Knorpel oder hintere Kommissur ansatzweise sichtbar	
III	Stimmritze nicht einstellbar, nur Epiglottis sichtbar	
IV	Auch Epiglottis nicht einstellbar, nur harter Gaumen sichtbar	

Abb. 4.**2**
Sichtbarkeit von Elementen des Kehlkopfes bei der Laryngoskopie. Einteilung nach Cormack und Lehane (1984), modifiziert nach Yentis und Lee (1998).
E = Epiglottis, G = Glottis.

Einführen des Endotrachealtubus

Der Endotrachealtubus wird unter Sicht von seitlich rechts durch die Stimmritze in die Trachea eingeführt, bis der Tubuscuff distal der Stimmbänder verschwindet. Der Cuff wird dann geblockt. Bei der Beatmung darf keine Nebenluft als Ausdruck einer Leckage zu hören sein. Ein Cuffdruckmesser erlaubt es, den Druck auf die Schleimhaut zu begrenzen, um Nekrosen zu vermeiden. Die **Einführtiefe** lässt sich anhand der am Endotrachealtubus vorhandenen Längenmarkierungen leicht ablesen. Sie liegt bei orotrachealer Intubation bei Erwachsenen in der Regel zwischen 18 und 22 cm, bei nasotrachealer Intubation zwischen 20 und 24 cm.

Die Intubation sollte in der Regel innerhalb von 30 Sekunden gelingen. Ansonsten muss überdacht werden, ob sich die äußeren Bedingungen (Lagerung, Narkosetiefe, Relaxation) verbessern lassen. Bei Abfall der Sauerstoffsättigung des Patienten unter 90 % sollte der Intubationsversuch ebenfalls abgebrochen werden. Der Patient wird zwischenzeitlich mittels Maskenbeatmung oxygeniert.

 Der Patient muss jederzeit adäquat oxygeniert werden.

Kontrolle der Tubuslage

Die korrekte Tubuslage muss kontrolliert werden. Sichere Zeichen für eine intratracheale Tubuslage sind die **Sichtkontrolle** durch Laryngoskopie oder eine fiberoptische Lagekontrolle (Tab. 4.2). Die **Kapnographie** ist bei atemsynchroner Veränderung des exspiratorisch gemessenen Kohlendioxids (CO_2) ebenfalls ein sicheres Zeichen für eine endotracheale Tubuslage. Bei fehlendem Nachweis von CO_2 muss, vor allem bei Intubation unter guten Sichtverhältnissen, neben einer Fehlintubation auch an eine Fehlfunktion oder Diskonnektion der Kapnographie sowie eine komplette Kreislaufdepression wie bei einem Herz-Kreislauf-Stillstand gedacht werden.

Die **Auskultation** erlaubt es, eine Aussage darüber zu treffen ob beide Lungen seitengleich beatmet sind. Eine einseitige Intubation des rechten Hauptbronchus kann in der Regel durch ein fehlendes Atemgeräusch linksseitig erkannt werden. Eine einseitige Intubation des linken Hauptbronchus ist aufgrund der anatomischen Verhältnisse sehr unwahrscheinlich. Bei Intubation unter schlechten Sichtverhältnissen ist eine vorherige Auskultation des Magens empfehlenswert.

Ein anderes Hilfsmittel, das sicher die Tubuslage anzeigt, ist das **„Esophageal Detection Device"** (EDD), ein elastischer Ballon, der komprimiert auf den Tubuskonnektor aufgesetzt wird. Bei trachealer Lage füllt sich der Ballon schnell, bei ösophagealer Fehllage wird durch den Unterdruck im Ballon die Ösophagusschleimhaut angesaugt. Sie verlegt dann den Ballon, der sich langsam nur unvollständig oder gar nicht füllt.

Der Intubierende wird bei fehlender oder schlechter laryngoskopischer Sicht (Cormack-Lehane-Grad IIb–IV) die Kapnographie zur Lagebeurteilung des Endotrachealtubus einsetzen. Falls weder Kapnographie noch EDD zur Verfügung stehen, müssen mehrere unsichere Zeichen zusammenfassend beurteilt werden, um zu entscheiden, ob der Endotrachealtubus intratracheal liegt.

Tabelle 4.2 Methoden zur Beurteilung der trachealen Tubuslage

Sicher	unsicher
eindeutiger Laryngoskopiebefund	Pulsoximetrie
endoskopische Kontrolle mit Fiberskop	Auskultation von Lunge und Abdomen
positive Kapnometrie/-graphie	atemsynchrone Thoraxekursion
Esophageal Detection Device	Beschlagen des Tubus

> If in doubt, take it out! Im Zweifelsfall muss der Tubus entfernt und die Oxygenierung des Patienten anderweitig, z. B. durch Maskenbeatmung, sichergestellt werden.

Der korrekt liegende Endotrachealtubus wird schließlich sicher fixiert, um eine Dislokation oder Extubation zu verhindern.

4.3   Hilfsmittel zur Intubation

Führungsstäbe

Ein Führungsstab kann das Platzieren des Tubus erleichtern. Führungsstäbe sind aus biegsamem Metall, das von einer elastischen Gummi- oder Kunststoffschicht ummantelt ist (Abb. 4.3). Die Spitze ist ebenfalls elastisch, um das Risiko von Verletzungen beim Einführen zu vermindern. Der Führungsstab wird – ausreichend mit Gleitmittel benetzt – in den Endotrachealtubus eingeführt und erlaubt es, die Krümmung des Tubus zu verändern. Der Führungsstab sollte nicht aus dem Tubus herausragen, um Verletzungen beim Einführen zu vermeiden. Im Notfall oder bei nicht nüchternen Patienten bei der Ileuseinleitung wird routinemäßig ein Führungsstab verwendet.

Magill-Zange

Die Magill-Zange hat seitlich abgewinkelte Greifarme, die es ermöglichen, sie ohne Behinderung der Sicht im Mund-Rachen-Raum einzusetzen (Abb. 4.3). Meist wird die Magill-Zange bei der nasotrachealen Intubation verwendet, um mit ihr einen im Hypopharynx liegenden Tubus zu greifen und durch die Stimmritze in die Trachea vorzuschieben. Außerdem erweist sich die Magill-Zange hilfreich bei Anlage einer Magensonde und bei der Entfernung von Fremdkörpern unter laryngoskopischer Sicht.

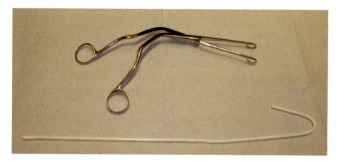

Abb. 4.**3**   Magill-Zange und Führungsstab.

Endotrachealtuben

Endotrachealtuben wurden früher aus Weichgummi oder Metall gefertigt. Heutzutage werden Endotrachealtuben latexfrei aus Polyvinylchlorid, Silikon oder Polyurethan hergestellt. Spezielle Materialien und Beschichtungen kommen beispielsweise in der Laser-Kehlkopfchirurgie zum Einsatz. Aus hygienischen Gründen werden Endotrachealtuben inzwischen überwiegend als Einwegmaterial verwendet. Verschiedene Formen von Endotrachealtuben werden im Folgenden näher vorgestellt (Abb. 4.**4**).

Endotrachealtuben bestehen generell aus einem dünnen, an beiden Enden geöffneten Schlauch. Die meist blockbaren Endotrachealtuben für Erwachsene verfügen über eine am distalen Ende gelegene **Manschette ("Cuff")**, die über eine dünne, in die Tubuswand integrierte Zuleitung aufgeblasen werden kann. Ein Pilotballon zeigt den ungefähren Zustand des Cuffs an. Bei den meisten Endotrachealtuben verhindert ein Ventil am Pilotballon das Entweichen von Luft aus dem Cuff (Abb. 4.**5**). In der Erwachsenen-Anästhesie kommen anders als in der Kinder-Anästhesie Endotrachealtuben ohne Cuff nur in Ausnahmefällen zum Einsatz.

Ein aufgeblasener, "geblockter" Cuff dichtet die Trachea ab, verhindert eine Leckage und schützt vor Aspiration. Die Form des Cuffs kann variieren. "High volume/low pressure"-Cuffs liegen der Trachealschleimhaut großflächig an und verhindern Druckschädigungen der Schleimhaut. Cuffdrücke von 15–20 cm H_2O sind gewöhnlich ausreichend, der mittels Cuffdruckmessung kontrollierte Druck sollte 35 cm H_2O nicht überschreiten.

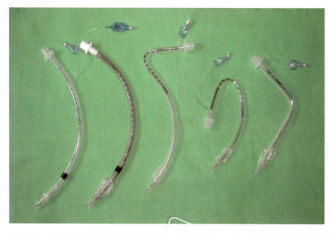

Abb. 4.**4**   Beispiele für Endotrachealtuben. Von links nach rechts: Magill-Tubus, Woodbridge-Tubus, RAE-Nasotrachealtubus „North Polar", RAE-Orotracheal-tubus „South Polar", Oxford-Tubus.

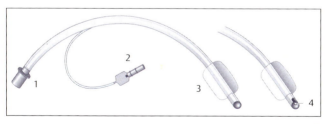

Abb. 4.**5**   Endotrachealer Standardtubus nach Magill
(Quelle: Pothmann et al. 2009).
1 = Normkonnektor für das Y-Stück des Beatmungsschlauchs.
2 = Pilotballon mit Schlauch.
3 = Cuff.
4 = Murphy-Auge.

Am proximalen Ende des Endotrachealtubus befindet sich ein Normkonnektor für das Y-Stück des Beatmungsschlauchs. Viele Endotrachealtuben verfügen zusätzlich über einen Röntgenkontraststreifen, der die Erkennung und Lagebeurteilung bei Röntgenuntersuchungen erleichtert.

Der Atemwegswiderstand ist nach dem Gesetz von Hagen-Poiseuille hauptsächlich abhängig vom **Innendurchmesser** (ID) des Endotrachealtubus. Tubuslänge und Krümmung beeinflussen den Widerstand nur in geringerem Maße.

Endotrachealtuben werden in Größen ab 2,5 mm ID in 0,5-mm-Schritten angeboten. Die Standardgröße für Männer ist 8,0–8,5 mm ID, für Frauen 7,0–7,5 mm ID.

Die Wanddicke ist herstellerabhängig und bestimmt den **Außendurchmesser** (AD) des Endotrachealtubus. Die heute meist nicht mehr benutzte Größenbezeichnung French oder Charrière (Ch) beschreibt den Außendurchmesser.

> Umrechnung von mm in Charrière: Ch = 3 × AD in mm

Magill-Tubus, Murphy-Tubus

Schon während des Ersten Weltkrieges verwendete Sir Ivan Magill einen großkalibrigen Gummischlauch, den er sterilisierte und mit Gleitmittel versah. Der verwendete Schlauch war vorher aufgerollt gelagert, wodurch er seine charakteristische Krümmung erhielt. Magill schnitt ein Stück Schlauch an einem Ende schräg ab. Er verwendete den Tubus zunächst zur blind nasotrachealen Intubation ohne Laryngoskopie. Erst mit der Weiterentwicklung der direkten Laryngoskopie wurde der Magill-Tubus zur orotrachealen Intubation eingesetzt.

Auch heute noch ist die Spitze des Magill-Tubus und der meisten anderen Endotrachealtuben 45° seitlich angeschrägt (Abb. 4.**6**). Der Magill-Tubus ist weiterhin der Standard-Tubus im klinischen Alltag.

Um bei einer Verlegung der eigentlichen Tubusöffnung durch Kontakt mit der Trachealwand oder einen Schleimpfropf den Patienten weiter ausreichend beatmen zu können, stellte Murphy 1941 den Murphy-Tubus vor. Beim Murphy-Tubus handelt es sich um einen Magill-Tubus mit einer zusätzlichen seitlichen Öffnung unterhalb des Cuffs, das sog. „Murphy-Auge" (vgl. Abb. 4.**5**).

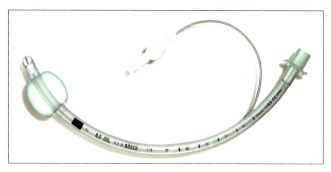

Abb. 4.**6**   Magill-Tubus
(mit freundlicher Genehmigung der Teleflex Medical GmbH, Kernen).

Der Magill-Tubus mit oder ohne Murphy-Auge eignet sich sowohl zur orotrachealen als auch zur nasotrachealen Intubation.

Spiraltubus, Woodbridge-Tubus

Beim Magill-Tubus besteht die Gefahr des Abknickens oder der Okklusion durch Zubeißen des Patienten. Dies wird beim Woodbridge- oder Spiraltubus durch eine flexible in die Wand des Endotrachealtubus eingearbeitete Metallspirale verhindert (Abb. 4.**7**). In der Form handelt es sich meist um einen Magill-Tubus mit Murphy-Auge. Er ist jedoch deutlich flexibler und kann beispielsweise bei Eingriffen im HNO-Bereich leicht aus dem Operationsgebiet abgeleitet werden. Die Gefahr der Diskonnektion wird minimiert.

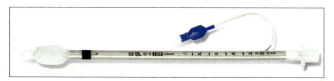

Abb. 4.**7**   Woodbridge- oder Spiraltubus
(mit freundlicher Genehmigung der Teleflex Medical GmbH, Kernen).

Wegen seiner Flexibilität behält der Spiraltubus eine eventuell vorgegebene Form nicht bei. Bei der orotrachealen Intubation ist deshalb immer ein Führungsstab zu verwenden. Bei der nasotrachealen Intubation kann eine Magill-Zange zu Hilfe genommen werden. Auch bei der fiberoptischen Intubation beim wachen Patienten kann der Spiraltubus zum Einsatz kommen.

RAE-Tuben

Die Pädiater Ring, Adair und Elwyn (RAE) stellten 1975 für Kinder einen neuen anatomisch geformten Tubus für spezielle Anwendungen vor. Inzwischen sind RAE-Tuben auch in der Erwachsenen-Anästhesie etabliert.

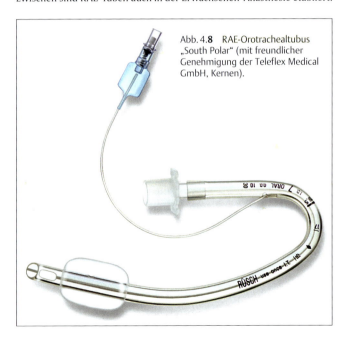

Abb. 4.8   RAE-Orotrachealtubus „South Polar" (mit freundlicher Genehmigung der Teleflex Medical GmbH, Kernen).

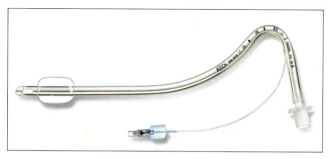

Abb. 4.**9** RAE-Nasotrachealtubus „North Polar"
(mit freundlicher Genehmigung der Teleflex Medical GmbH, Kernen).

Prinzipiell sind sie eine Variante des Magill-Tubus. Die RAE-Tuben sind anatomisch so geformt, dass sie am Operationsgebiet vorbei abgeleitet werden können. Ihr Einsatzgebiet ist vor allem die orofaziale Chirurgie.

Der RAE-Orotrachealtubus „South Polar" (Abb. 4.**8**) wird nach kaudal ausgeleitet, der RAE-Nasotrachealtubus „North Polar", häufig nur als Polartubus bezeichnet (Abb. 4.**9**), wird nach kranial oben ausgeleitet.

Oxford-Tubus

Der Oxford-Tubus wurde 1955 erstmalig von Alsop beschrieben. Er ist rechtwinklig gebogen und eignet sich nur für die orotracheale Intubation. Er ist relativ starr, ein Abknicken ist schwer möglich („non-kinking"). Durch seine geringe Länge und die vorgegebene Biegung ist eine zu tiefe und damit einseitige Intubation schwer möglich. Der Oxford-Tubus lässt sich leicht fixieren. Seine Spitze ist weich und abgeschrägt (Abb. 4.**10**).

Der Oxford-Tubus kommt insbesondere bei schwierigen Intubationsverhältnissen zum Einsatz und wird zumeist mit Führungsstab verwendet. Anders als beim Magill-Tubus wird der Führungsstab so eingeführt, dass er weit über die Spitze des Oxford-Tubus herausragt. Bei unerwartet schwieriger Intubation (Cormack-Lehane-Grad IIb–IV) kann man mit der weichen Spitze des Führungsstabs vorsichtig den Kehlkopfeingang sondieren und die Stimmritze mit dem Führungsstab passieren. Bei fixiertem

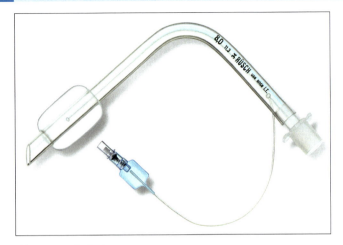

Abb. 4.**10** Oxford-Tubus
(mit freundlicher Genehmigung der Teleflex Medical GmbH, Kernen).

Führungsstab wird das Laryngoskop entfernt und der Oxford-Tubus blind über den liegenden Führungsstab in die Trachea vorgeschoben.

Laryngoskop und Intubationsspatel

Schon Anfang des 19. Jahrhunderts gab es die ersten Versuche einer direkten Laryngoskopie. Laryngoskope wurden zunächst rein diagnostisch verwendet. Zu Beginn des 20. Jahrhunderts modifizierte Magill das Laryngoskop für die Intubation.

Ein Laryngoskop besteht heute aus einem Handgriff und einem meist abnehmbaren Spatel (Abb. 4.**11**). Im Handgriff befinden sich die Batterien, bei modernen Kaltlichtlaryngoskopen auch die Lichtquelle. Während im Warmlichtspatel eine Glühbirne sitzt, verfügt der Kaltlichtspatel nur über einen Lichtleiter.

Neuartige LED-Handgriffe bieten eine hohe Lichtstärke und Helligkeit mit langer Brenndauer aufgrund des geringen Stromverbrauchs. Die

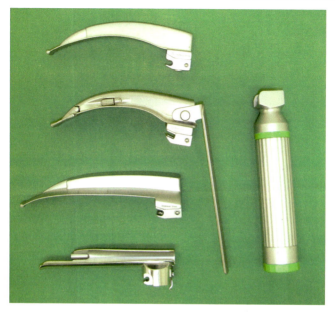

Abb. 4.**11**   Verschiedene Intubationsspatel. Von oben nach unten: Macintosh-Spatel, McCoy-Spatel, Dörges-Spatel, Miller-Spatel, rechts der Laryngoskopgriff (mit freundlicher Genehmigung der Karl Storz GmbH & Co. KG, Tuttlingen).

Lebensdauer der LED-Handgriffe liegt mit 50 000 Stunden deutlich über der herkömmlicher Systeme.

Laryngoskope und Laryngoskopspatel sind inzwischen aus vielen verschiedenen Materialien und auch als Einmalartikel erhältlich.

Die verschiedenen Spatel lassen sich in gebogene und gerade Spatel unterteilen. Die Unterschiede in der Technik der Laryngoskopie wurden bereits in Kap. 4.2 beschrieben.

Gebogene Spatel

Macintosh-Spatel

Sir Robert Macintosh beschrieb 1943 einen gebogenen Laryngoskop-spatel, der in seiner Form der Anatomie der Mundhöhle angepasst ist. Heutzutage ist der Macintosh-Spatel der am häufigsten verwendete Spatel für die endotracheale Intubation. An der linken Seite befindet sich eine Schienung, um die angehobene Zunge nach links zu verdrängen (Abb. 4.**12a, b**).

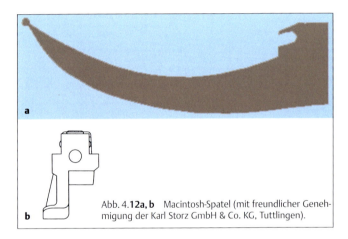

Abb. 4.**12a, b**   Macintosh-Spatel (mit freundlicher Genehmigung der Karl Storz GmbH & Co. KG, Tuttlingen).

McCoy-Spatel

Beim Spatel nach McCoy handelt es sich um einen modifizierten Macin-tosh-Spatel. Die Spitze des Spatels kann mit einem Hebelgriff hochge-klappt werden. Dies kann bei schlechter Sicht (Cormack-Lehane Grad II–III) durch direktes Anheben der Epiglottis die Einstellbarkeit der Glottis verbessern.

Universalspatel nach Dörges

Der Universalspatel nach Dörges ist eine Weiterentwicklung des Macintosh-Spatels. Er wird bei der Intubation von Patienten ab 10 kg Körpergewicht eingesetzt und ersetzt somit die Macintosh-Spatelgrößen 2–4. Die verglichen mit dem Macintosh-Spatel geringere Krümmung und geringere Profilhöhe des Dörges-Spatels ermöglichen es, auch Patienten mit kleiner Mundöffnung leichter zu intubieren. Zwei Markierungen geben einen ungefähren Anhalt für die Einführtiefe bei Kindern mit 10 kg und 20 kg Körpergewicht an (Abb. 4.**13a, b**). Der größere Winkel zwischen Spatel und Laryngoskopgriff erleichtert das Einführen in den Mund auch bei prominentem Sternum.

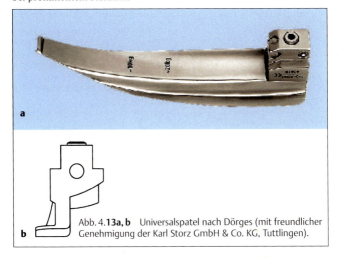

Abb. 4.**13a, b**   Universalspatel nach Dörges (mit freundlicher Genehmigung der Karl Storz GmbH & Co. KG, Tuttlingen).

Gerade Spatel (Miller-Spatel)

Spatel mit gerader Form existieren schon länger als gebogene Spatel. Schon das 1926 von Magill modifizierte Laryngoskop hatte einen geraden Spatel.

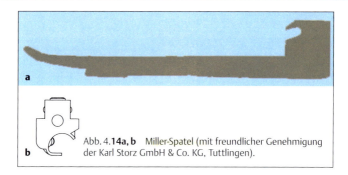

Abb. 4.**14a, b** Miller-Spatel (mit freundlicher Genehmigung der Karl Storz GmbH & Co. KG, Tuttlingen).

Miller beschrieb 1941 eine verbesserte gerade Form des Laryngoskopspatels. Der Miller-Spatel ist länger als der Magill-Spatel. Die distalen 5 cm der Spatelspitze sind leicht nach unten gebogen, um das Anheben der Epiglottis zu erleichtern (Abb. 4.**14a, b**). Der proximale Querschnitt ähnelt einem leicht gestauchten „C". Die niedrigere Höhe soll helfen, Zahnschäden zu vermeiden. Auch heute wird der Miller-Spatel fast unverändert in verschiedenen Größen verwendet. Er erfreut sich großer Beliebtheit in der Kinder-Anästhesie.

Es existieren zahlreiche Varianten des geraden Spatels, die sich geringfügig in Länge, Krümmung der Spatelspitze und Profil unterscheiden. Der Wisconsin-Spatel ist beispielsweise komplett gerade. Weitere in Deutschland selten verwendete Varianten sind die Spatel nach Henderson, Foregger, Philips, Flagg oder Guedel.

4.4 Transilluminationstechnik (Trachlight)

Bei der Transilluminationstechnik handelt es sich um eine blinde Intubationsmethode. Schon in den 50er Jahren wurde die Transillumination der Halsweichteile bei der blind nasalen Intubation genutzt. Das 1995 vorgestellte Trachlight (Laerdal Medical Inc., USA) ist ein längenadaptierbares Intubationsstilett mit leuchtender Spitze (Abb. 4.**15**). Der Endotrachealtubus wird auf das Stilett aufgefädelt. Mit oder ohne Laryngoskopie wird das Trachlight peroral in die Trachea eingeführt. Durch das Trachlight werden die Halsweichteile von innen durchleuchtet und die Kehlkopf-, Stimm-

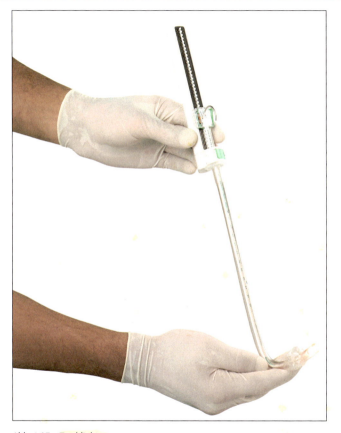

Abb. 4.**15** Trachlight
(mit freundlicher Genehmigung der Laerdal Medical GmbH, Puchheim).

band- und Trachealebene dargestellt. Bei diaphanoskopisch charakteristischer „Schmetterlingsfigur" kann der Endotrachealtubus vom Stilett gelöst und blind in die Trachea vorgeschoben werden. Die Methode lässt sich auch transnasal anwenden. Das Trachlight ist in 4 verschiedenen Größen erhältlich. Es ist leicht, transportabel und batteriebetrieben. Nach 30 Sekunden Benutzung blinkt es, um dem Benutzer anzuzeigen, dass eine zwischenzeitliche Oxygenierung durch Maskenbeatmung überlegt werden sollte.

Der Erfolg der Methode ist stark abhängig von den umgebenden Lichtverhältnissen und sie funktioniert am besten in abgedunkelter Umgebung. Anwender müssen relativ ausführlich in die Technik eingearbeitet werden, bevor sie sicher beherrscht wird. Bei Adipositas, ausgeprägter Struma und eingeschränkter Reklinierbarkeit der Halswirbelsäule sinkt die Erfolgsrate. Die Stärke des Trachlight liegt im Einsatz in Situationen, in denen eine direkte Laryngoskopie nicht möglich ist und fiberoptische Methoden aufgrund fehlender Sicht, beispielsweise durch Blutungen, versagen.

5 Supraglottische Atemwegshilfen

Gilbert Heller

Die Anlage eines sicheren Atemwegs ist eine der Kernkompetenzen des Anästhesisten. Doch selbst erfahrene Ärzte können bei der Beatmung vor unerwartete Probleme gestellt werden: Ist doch in der Literatur die Inzidenz der schwierigen Intubation mit bis zu 17 % angegeben, wobei typischerweise nicht eine fehlgeschlagene Intubation den Patienten schädigt, sondern die aus fehlender Beatmung resultierende Hypoxie durch Sauerstoffminderversorgung. Gründe, die einen erschwerten Zugang zu den Atemwegen bedingen, gibt es viele. In der Notfallmedizin sind es beispielsweise die widrigen äußeren Umstände, Traumen im Gesichtsschädelbereich, Schwellung der oberen Atemwege oder die verminderte Reklinationsmöglichkeit des Kopfes. Innerklinisch muss auch bei geplanten Narkoseeinleitungen mit Makroglossie, Fehlbildungen oder anatomischen Besonderheiten gerechnet werden. Seit Jahrzehnten wird versucht, eine erschwerte Intubation anhand von Prädiktoren vorherzusagen. Aber trotz einiger vorher erkennbarer Anzeichen eines schwierigen Atemwegs muss bei jeder Beatmung immer mit Problemen gerechnet werden.

Ausgehend von dieser Erkenntnis wurde seit Beginn der Beatmungstherapie ein buntes Spektrum an Atemwegshilfsmitteln entwickelt. Eine der Differenzierungsmöglichkeiten von Beatmungshilfen ist die Zugehörigkeit zu den anatomischen Strukturen in den Atemwegen. So kann man insbesondere die supra- von den subglottischen Atemwegssicherungsmitteln unterscheiden. Zudem gibt es eine Anzahl von Hilfsmitteln, die diese anatomischen Grenzen überschreiten und sowohl supra- als auch subglottisch einsetzbar sind. Alle diese Werkzeuge haben eines gemeinsam: Es bedarf, ebenso wie bei der klassischen endotrachealen Intubation, einiger Übung zu ihrer sicheren und schnellen Anwendung. Und Geschwindigkeit ist ein hohes Gut bei der Atemwegssicherung – bleibt doch selbst beim optimal präoxygenierten Patienten nur wenig Zeit bei ausgesetzter Spontanatmung, bevor die Hypoxie bleibende Schäden hinterlässt.

Somit sind die supraglottischen Atemwegshilfsmittel nicht nur Beatmungshilfen im Routineeinsatz, sondern haben auch ihren festen Platz im Management des schwierigen Atemwegs. Neben den technischen Hilfsmitteln ist zudem ein Ablaufschema unabdingbar, das im Bedarfsfall abrufbar sein muss.

5.1 Beatmungsmasken (Gesichtsmasken)

Die Gesichtsmasken gehören zu den ältesten und einfachsten Beatmungshilfsmitteln. Bestehend aus einem aufblasbaren, luftgefüllten Ring oder einer Silikonlippe an einer den Gesichtskonturen angepassten Maske ermöglichen sie die Zufuhr von Luft und Sauerstoff sowie bei Bedarf auch von Narkosegasen (Beispiele in Abb. 3.**1**, S. 20).

Voraussetzung für eine suffiziente Maskenbeatmung ist, dass die Maske die für den Patienten geeigneten Größe hat und dicht auf Mund und Nase des Patienten gepresst wird. Gehalten wird die Maske dabei typischerweise im „C-Griff" mit Daumen und Zeigefinger einer Hand (siehe Abb. 3.**2**, S. 24). Um das Anlegen der Maske sowie die weiteren Platzierungsversuche zu erleichtern, wird sie zuerst auf die Nasenwurzel und anschließend über den Mund gelegt. Durch das gleichzeitige Hochziehen des Unterkiefers mit den anderen 3 Fingern derselben Hand (Esmarch-Handgriff) wird die Dichtigkeit der Maske erhöht und gleichzeitig bei leichter Reklination des Kopfes der Atemweg vom zurückgefallenen Zungengrund befreit.

Die Handhabung der Gesichtsmaske führt trotz ausreichender Erfahrung nicht immer zum Erfolg: Bei adipösen Patienten, Barträgern sowie bei fehlenden Kiefer- und Zahnstrukturen ist die Maskenbeatmung oft bis zur Unmöglichkeit erschwert. Bei der Beatmung von Gebissträgern kann es hilfreich sein, die Zahnteile in situ zu belassen, wenn man sich im Vorfeld davon überzeugt hat, dass es keine losen Bestandteile gibt, die in den Rachen fallen und den Atemweg verlegen können. Häufig lässt sich durch das Einsetzen eines Oro- oder Nasopharyngealtubus eine suffiziente Maskenbeatmung ermöglichen, denn hierdurch werden die Strukturen im Nasopharynxbereich, insbesondere die Zungenmuskulatur, aus dem Luftstrom gehalten. Bei problematischer Maskenbeatmung kann auch das Dichthalten und Anpressen der Maske mit 2 Händen (doppelter C-Griff) die Dichtigkeit erhöhen. Ein Assistent betätigt in diesem Fall den Beatmungsbeutel. Auch eine Lageveränderung des Kopfes im Sinne einer „verbesserten Schnüffelstellung" (Kopf leicht erhöht lagern, Kopfreklination) kann die Maskenbeatmung erleichtern. Bei Kindern kann bei der geplanten Narkoseeinleitung der Kopf in der Stellung belassen werden, in der das Kind in Rückenlage gut spontan atmen konnte. Das entspricht häufig der optimalen Masken-Beatmungsposition.

Weitere Details zur Maskenbeatmung finden sich in Kapitel 3.

5.2   Nasopharyngealtubus (Wendl-Tubus)

Der Nasopharyngealtubus (Abb. 5.1) besteht aus einer flexiblen Röhre unterschiedlicher Länge mit einem Stopper an der dem Patienten abgewandten Seite und einer abgeschrägten Öffnung am nasalen Ende. Der Grat an der Patientenseite ermöglicht das einfachere Einbringen des Tubus entlang der Rachenhinterwand. Der Tubus besitzt keinen Konus zur Konnexion eines Beatmungsbeutels.

Der Wendl-Tubus wird mit einer leichten Drehbewegung ausschließlich durch die Nase eingeführt. Er kann zur Überwindung von pharyngealen Atemwegshindernissen und zur Optimierung der Gesichtsmaskenbeatmung eingesetzt werden. Außerdem kann er bei bewusstseinsgetrübten Patienten zum zeitlich begrenzten Offenhalten der oberen Atemwege dienen. Von mäßig wachen Patienten wird der Wendl-Tubus wegen seiner geringeren Reizung der Rachenhinterwand deutlich besser toleriert als der vergleichsweise starre Guedel-Tubus.

Mögliche Probleme des Wendl-Tubus können das Auslösen von Nasenbluten und Verletzungen des Nasenskelettes (der Conchae) sein. Das Vorschieben des Wendl-Tubus wird durch Einreiben mit einem Gleitmittel

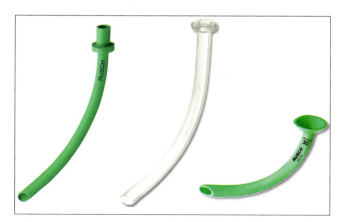

Abb. 5.1   Nasopharyngealtuben nach Wendl
(mit freundlicher Genehmigung der Teleflex Medical GmbH, Kernen).

deutlich erleichtert. Zudem lässt sich durch ein vorher eingebrachtes Mittel zur Schleimhautabschwellung (z. B. Otriven) die Gefahr von Schleimhautschäden und Nasenbluten verringern. Durch die nicht geblockte Lage im Rachenraum wird zwar der Luftstrom optimiert, es besteht allerdings keinerlei Aspirationsschutz. Wenn der Wachheitsgrad des Patienten falsch eingeschätzt wurde, kann es alleine durch das Einbringen eines Guedel- oder Wendl-Tubus zu einer übermäßigen Rachenreizung und dadurch zum Erbrechen kommen.

5.3 Oropharyngealtubus (Guedel-Tubus)

Der Oropharyngealtubus nach Guedel (Abb. 5.**2**) besteht aus einer flachen Hartplastikröhre mit einem Beißschutz am oberen, der Zahnreihe anliegenden Ende. Das untere Ende öffnet sich im unteren Pharynxbereich oberhalb der Epiglottis. Auch der Guedel-Tubus verfügt nicht über eine Anschlussmöglichkeit an einen Beatmungsbeutel oder ein Beatmungsgerät. Er wird dem ausreichend tief sedierten bzw. bewusstlosen Patienten peroral in den Rachenraum eingelegt. Der Guedel-Tubus ist das bei einer Narkoseeinleitung und schwieriger Maskenbeatmung am häufigsten verwendete Beatmungshilfsmittel.

Die Auswahl der richtigen Größe ist für den Beatmungserfolg von ausschlaggebender Bedeutung. Einen Anhaltspunkt für die geeignete Größe

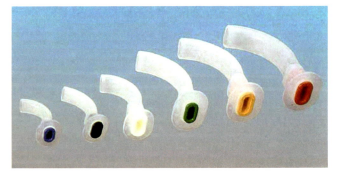

Abb. 5.**2**   Guedel-Tuben mit Farbcodierung (mit freundlicher Genehmigung der B+P Beatmungsprodukte GmbH, Neunkirchen-Seelscheid).

gibt die **Distanz zwischen Mund- und Kieferwinkel.** Bei zu kleinen bzw. zu großen Guedel-Tuben wird der Tubus selbst zum Atemwegshindernis. Der Tubus wird mit der kaudalen Öffnung (Konkavität) zum harten Gaumen hin in den Mund eingebracht und anschließend im hinteren Rachenraum gedreht. Die Funktionsweise ist denkbar einfach: Durch das Zurückdrängen der Zunge an den Zugengrund wird selbst bei nicht reklinierem Kopf der Luftweg durch ein Zurückhalten der Zunge zur Glottis hin offen gehalten. Auch ein tiefes Absaugen bei ausreichender Tiefe der Bewusstlosigkeit ist durch den Guedel-Tubus problemlos möglich. Ein Aspirationsschutz besteht allerdings ebenso wenig wie beim Wendl-Tubus; die Beachtung der Atemzugvolumina und der Beatmungsdrücke zur Minimierung der Aspirationsgefahr dürfen nicht außer Acht gelassen werden.

Der Guedel-Tubus kann noch einen weiteren Zweck erfüllen: Nach einer Intubation mit einem Endotrachealtubus kann er zur Fixierung des Tubus dienen. Hierzu wird ein Textilband oder ein Heftpflasterstreifen um den Endotrachealtubus und den Guedel-Tubus gewickelt und am Patienten fixiert. Durch das Festbinden des Endotrachealtubus an den Guedel-Tubus wird der Tubus nicht nur in seiner Position gehalten, sondern durch den integrierten Beißschutz des Guedel-Tubus auch vor Stenosen beim unwillkürlichen Beißen des Patienten geschützt.

5.4 Kehlkopf- oder Larynxmaske

Die Kehlkopf- oder Larynxmaske wurde Anfang der achtziger Jahre von Archie Brain als benutzerfreundliche Alternative zur Gesichtsmaske bzw. vor allem als Alternative zum invasiven Endotrachealtubus in England entwickelt. Sie besteht aus einem Tubus, zumeist aus einem speziellen Silikongummi, mit ISO-Konnektor zum Beatmungsbeutel bzw. zu einem Beatmungsgerät. Die LMA Supreme ist eine Weiterentwicklung der auf dem Markt befindlichen Larynxmasken; ein zusätzliches Lumen ermöglicht das Legen eines Katheters in den Ösophagus. Durch die stärkere anatomische Krümmung der LMA Supreme soll die Insertion der Maske erleichtert werden, der Cuff gleitet durch seine entlüftete Form ohne Falten besser in den Rachenraum. Auch soll eine Beatmung mit höheren Drücken als mit einer herkömmlichen Larynxmaske möglich sein (Abb. 5.**3 a, b**). Der Silikoncuff verschließt auf Höhe des 6. bis 7. Halswirbels vollständig den Rachenraum nach kranial.

Ob die Maske vollständig korrekt platziert wurde, scheint für die Ventilation nicht unbedingt relevant zu sein – Studien zufolge werden bis zu

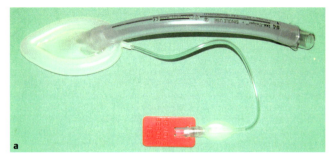

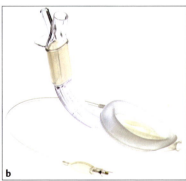

Abb. 5.**3 a, b**   Larynxmaske (**a**). Larynxmaske LMA Supreme (mit freundlicher Genehmigung der LMA Deutschland GmbH, Bonn) (**b**).

35 % der Laynxmasken nicht ordnungsgemäß eingesetzt, ohne dass dadurch die Ventilation eingeschränkt wäre. Dies macht die Kehlkopfmaske zu einem guten Hilfsmittel im Management des schwierigen Atemwegs, da sie offensichtlich Anwenderfehler ohne Funktionseinschränkung in hohem Maße toleriert. Die Atemluft wird auf der Epiglottisebene aus der Larynxmaske in die Trachea abgegeben und kann bis zu einem gewissen Beatmungsdruck weder nach oben noch durch den dicht anliegenden Cuff in Richtung Atmosphäre noch in Richtung Ösophagus entweichen, da beide Richtungen durch den Niederdruckcuff bzw. den physiologischen Verschlussdruck des oberen Ösophagussphinkters abgedichtet sind.

Die Larynxmaske, die es mittlerweile in diversen Ausführungen gibt (Einmalartikel, selbstaufblasender Cuff, zusätzliches Lumen für Magensonde und verbesserte Dichtigkeit bei höheren Beatmungsdrücken), hat in den letzten Jahren einen festen Platz bei der Beatmung von narkotisierten Patienten und beim Management des schwierigen Atemwegs eingenommen. Bei nüchternen Patienten ohne Aspirationsrisiken und passender Operationstechnik hat sie aufgrund ihrer geringeren Invasivität und damit erhöhtem Patienten- und Benutzerkomfort dem Endotrachealtubus den Rang abgelaufen.

Die Einführung der Larynxmaske erfordert jedoch einige Übung: Sie wird durch den Mund eingebracht, im Rachen supraglottisch platziert und mit einem großen Niederdruckcuff abgedichtet. Bei entsprechender Erfahrung gelingen die Einlage und die Abdichtung in den meisten Fällen zügig und ohne große Probleme. Bei Schwierigkeiten mit der Dichtigkeit des Cuffs kann mit dem Zeigefinger am Tubus entlang in den Rachenraum getastet werden, um ein mögliches Umschlagen der Blockung zu erkennen und zu beheben. Auch empfiehlt es sich gelegentlich, den Cuff etwas anzublocken oder zumindest eine Verbindung des Cuffs zur Raumluft durch eine aufgesetzte Spritze ohne Konus herzustellen, bevor die Maske eingelegt wird.

Kann eine Maske nicht komplett abgedichtet werden, sollte eine andere Größe ausprobiert werden. Häufig ist, wie oben schon erwähnt, trotz nicht vollständig dicht sitzender Maske eine suffiziente Ventilation möglich. In diesen Fällen muss man entscheiden, ob die Beatmung mit einem höheren Frischgasfluss durchgeführt werden kann oder ob das Verfahren gewechselt werden soll. Erwähnenswert ist schließlich, dass eine inhalative Anästhesie grundsätzlich keine Kontraindikation für das Einlegen einer Kehlkopfmaske darstellt.

Ein Nachteil ergibt sich allerdings durch die anatomischen Gegebenheiten: Eine vollständige Abdichtung des Atemweges durch den Niederdruckcuff gegenüber eindringendem Mageninhalt ist nicht gewährleistet. Auch können keine dauerhaft hohen Beatmungsdrücke realisiert werden. Trotz dieser Nachteile ist die Larynxmaske ein in den meisten anästhesiologischen Arbeitsgebieten vorhandenes Atemwegshilfsmittel. Die Kehlkopfmaske kann auch in Situationen, in denen eine Maskenbeatmung schwierig oder unmöglich ist, hilfreich sein und die Oxygenierung sicherstellen.

5.5   Larynxtubus

Der Larynxtubus (Abb. 5.4 a, b) arbeitet nach einem der Kehlkopfmaske ähnlichen Prinzip: Ein Tubus, dessen unteres Ende je nach Ausführung blind verschlossen oder mit einer Öffnung für eine Magensonde versehen ist, wird ohne Sicht auf den Kehlkopf per Hand in den Mund des Patienten eingeführt. Aufgrund seiner Form findet er seinen Weg in den Ösophagus, wo er mit einem Doppelcuffsystem über einen Cuffdruckschlauch mit einem Pilotballon abgedichtet wird. Der untere Ballon dichtet den Ösophagus ab, der obere, pharyngeale Cuff liegt zwischen Hypo- und Mesopharynx. Die Atemluft tritt über das Tubuslumen zwischen den beiden Niederdruckcuffs aus.

Das Blocken der Cuffs erfolgt über nur einen Blockerschlauch, der mit einer mitgelieferten Spritze mit Luft befüllt wird. Die Blockerspritze verfügt über mehrere Farbmarkierungen, die den verschieden großen Larynxtuben zugeordnet sind. Nach Angaben des Herstellers soll das Cuffsystem mit einem Druck von 60–80 cm H_2O befüllt werden.

Das Einsetzen des Larynxtubus erfolgt in einer fliegenden Bewegung ohne Dreh- oder Kippbewegungen und erfordert weniger Übung als die Platzierung einer Larynxmaske. Es gelingt meist intuitiv und durch die einfache Handhabung schneller als bei anderen Atemwegs- oder Beatmungshilfsmitteln. Im Vergleich zur Kehlkopfmaske können höhere Beatmungsdrücke realisiert werden, wobei auch hier ein vollständig sicherer Aspirationsschutz durch die im Gegensatz zum Endotrachealtubus fehlende tracheale Blockung nicht gegeben ist.

Beim Larynxtubus S (Abb. 5.4 b) ermöglicht die Öffnung im ösophagealen Teil des unteren Tubusendes das Einlegen einer Magensonde und damit das Absaugen des Mageninhaltes bzw. die Dekompression des Magens bei gastraler Insufflation im Rahmen hoher Beatmungsdrücke. Insbesondere in der Notfallmedizin und beim Management des schwierigen Atemweges wird der Larynxtubus in Zukunft durch seine einfache Handhabbarkeit eine wesentlich größere Rolle spielen und vermutlich sowohl den Guedel-Tubus als auch die konventionelle Larynxmaske aus der Stellung der am häufigsten verwendeten Atemwegshilfsmittel verdrängen. Der Larynxtubus ist mittlerweile in verschiedenen Versionen mit und ohne ösophageale Öffnung sowie in allen Größen (auch Kleinkinder- und Kindergrößen) als Mehrweg- und Einmalartikel verfügbar.

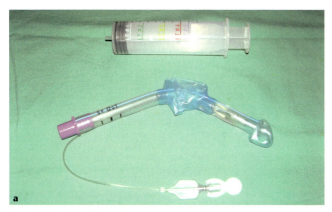

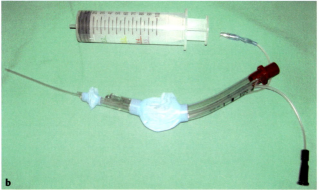

Abb. 5.**4 a, b**   Larynxtubus (**a**). Larynxtubus S (**b**).

5.6   Intubationslarynxmaske

Die Intubationslarynxmaske ist ein zweizeitiges Atemwegshilfsmittel. Sie besteht aus einer mit einer starren äußeren Führung versehenen Larynxmaske und einem zerlegbaren Endotrachealtubus, der durch den Beatmungsschlauch der Larynxmaske blind in die Trachea vorgeschoben werden kann (Abb. 5.5). Die Intubationslarynxmaske erlaubt zum einen eine rasche Installation einer Larynxmaske und damit die zügige Sicherung der Oxygenierung und im weiteren Verlauf das Einführen eines Endotrachealtubus über die liegende Larynxmaske mit anschließender Entfernung derselben.

Technisch ist das erste Einführen der Intubationslarynxmaske aufgrund ihrer starren Bauart typischerweise einfacher als das einer konventionellen Kehlkopfmaske. Nach dem Füllen des Cuffs und der Verifizierung der korrekten Lage im Rachenraum bei problemloser Beatmung kann mit den Vorbereitungen zur endotrachealen Intubation begonnen werden. Hierzu wird ein passender flexibler Tubus mit ausreichend Gleitmittel versehen und nach guter Präoxygenierung durch die Larynxmaske in den Kehlkopf geschoben. Durch eine Führung im Bereich der Innenseite

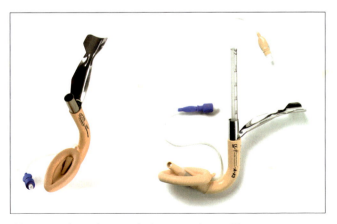

Abb. 5.5   Intubationslarynxmaske (LMA Fastrach Reusable,
mit freundlicher Genehmigung der LMA Deutschland GmbH, Bonn).

des vorderen Cuffs wird der Tubus, der von oben nachgeschoben wird, zumeist direkt in die Trachea geleitet. Durch den oben außerhalb der Larynxmaske befindlichen Piloten des Cuffs des Tracheltubus wird der Tubus geblockt, eine Konnexion zum Beatmungsbeutel geschaffen und nun mit sicherem Aspirationsschutz nach Entfernen der Larynxmaske weiter beatmet (Abb. 5.**6**).

Das System der Intubationslarynxmaske kommt allerdings gerade dort an seine Grenzen, wo es besonders gefragt ist, nämlich bei einem schwierigen Atemweg aufgrund von anatomischen Variabilitäten. Ist der Sitz des Kehlkopfes verzogen, so wird der Tubus oftmals nicht mehr in die Trachea geleitet. In diesen Fällen muss mit der Larynxmaskenbeatmung vorlieb genommen werden. Auch ist das Einfädeln des Endotrachealtubus durch die Larynxmaske und die Vorbereitung stark übungsbedürftig. Beachtet werden muss ferner, dass der einmal in die Trachea eingelegte Tubus nicht beim Entfernen der Larynxmaske versehentlich mit herausgezogen wird, da dieser noch nicht fixiert und das manuelle Festhalten wegen des Gleitmittelüberzugs häufig schwierig ist.

Insgesamt besticht die Intubationslarynxmaske durch ein gutes Konzept bei sehr trainingsbedürftiger (sowohl beim Anwender, als auch in der Vorbereitung der Maske und des Tubus) Anwendung.

5.7   Combitube

Der Combitube ist ein für die Notfallmedizin entwickeltes Atemwegshilfsmittel. Die Konstruktion erinnert an einen Doppellumentubus: 2 Tuben unterschiedlicher Länge mit 2 getrennten Cuffsystemen sind fest aneinander fixiert. Dadurch entstehen 2 potenziell beatembare Lumen (Abb. 5.**7**). Durch diese Technik ist die blinde orale Einlage des Tubus möglich.

Durch die Cuffsysteme werden die unteren Öffnungen der Tuben voneinander getrennt; je nach Lage des längeren Tubus wird der Patient entweder durch die untere oder die seitliche Öffnung ventiliert. Durch Blocken und Testen wird dasjenige Lumen ermittelt, das Luft in die Trachea entlässt. In der Regel wird die Trachea durch die seitlichen Augen des Tubus unterhalb des oropharyngealen Cuffs belüftet, während der blind eingelegte ösophageale Cuff die Speiseröhre im Sinne eines – zusammen mit dem zweiten Blockerballon – sicheren Aspirationsschutz es abdichtet. In mehr als 95 % der Fälle wird der Combitube in den Ösophagus vorgeschoben und die Beatmung über die seitlich gelegenen Öffnungen zwischen den Blockermanschetten durchgeführt.

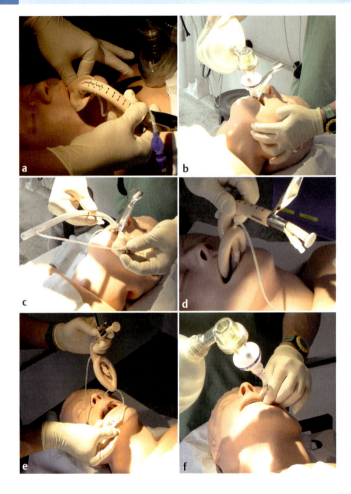

Abb. 5.6 Endotracheale Beatmung mittels Intubationslarynxmaske.
a Einführen der Intubationslarynxmaske.
b Lage- und Funktionskontrolle der Larynxmaske.
c Einschieben des Trachealtubus durch die Intubationslarynxmaske.
d Nach Blocken des Tubus vorsichtiges Entfernen der entblockten Intubationslarynxmaske.
e Kontrolle des Pilotballons und Einsetzen des Konnektors.
f Lage- und Funktionskontrolle des Endotrachealtubus

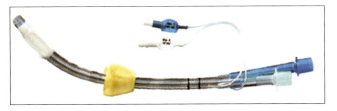

Abb. 5.7 Combitube (mit freundlicher Genehmigung der Covidien Deutschland GmbH, Neustadt/Donau).

Der große Vorteil des Combitube ist die schnelle und zumeist problemlose Platzierung auch in schwierigen äußeren Umgebungsverhältnissen (eingeklemmte Patienten) und der sichere Aspirationsschutz. Von Nachteil ist die relativ starre Materialbeschaffenheit, die die Gefahr von Verletzungen der Rachenwand sowie von Ösophagus und Trachea in sich birgt. Dieser Gefahr lässt sich durch leichtes Erwärmen und Anpassen an die Anatomie minimieren. Wenn es technisch möglich ist, kann der Combitube auch mithilfe eine Laryngoskops eingelegt werden. Die korrekte Platzierung ist in jedem Fall übungsbedürftig. Eine Replatzierung bei Undichtigkeiten oder fehlender Beatmungsmöglichkeit ist gelegentlich erforderlich; zumeist wurde in diesen Fällen der Combitube etwas zu tief eingelegt. Die auf dem Tubus angebrachte Markierung für die Zahnreihe kann für die richtige Tiefe der Installation hilfreich sein.

5.8 EasyTube

Der EasyTube arbeitet nach dem Prinzip des Combitube. Als Einmalartikel konzipiert, bietet er einen doppellumigen Tubus mit einem zweifachen

Cuffsystem (Abb. 5.**8**). Beide Lumina sind nach distal offen, ein Lumen hat zwischen den Cuffebenen seitliche Luftaustrittsöffnungen.

Ebenso wie der Combitube wird der relativ starre EasyTube blind oder mithilfe eines Laryngoskops in den Rachen eingeführt. Hier kommt das untere Ende entweder im Ösophagus oder in der Trachea zu liegen. Durch Blocken beider Cuffs und Insufflation von Luft in die beiden Tubuslumina wird das Lumen detektiert, durch welches entweder direkt (bei trachealer Lage) oder indirekt (bei ösophagealer Lage durch die seitlichen Augen) Luft in die Trachea gelangt.

Der EasyTube steht in 2 Größen zur Verfügung: Für Patienten mit einer Körpergröße von 90–130 cm gibt es den EasyTube 28 Ch, für Patienten von 130–190 cm den EasyTube 41 Ch.

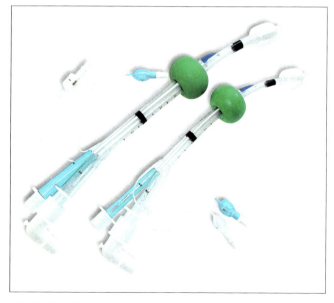

Abb. 5.**8** EasyTube
(mit freundlicher Genehmigung der Teleflex Medical GmbH, Kernen).

6 Visuelle Verfahren zur Atemwegssicherung

6.1 Intubationsendoskope

Berthold Bein

Prinzip und historische Entwicklung

Der Schwierigkeitsgrad der Laryngoskopie wird durch die vorliegende Anatomie des Patienten determiniert. Von Bedeutung ist hier insbesondere, dass unter normalen Bedingungen die pharyngeale Achse (Blickrichtung des Anwenders) und die laryngeale Achse (Eingang zum Kehlkopf) voneinander abweichen und auch durch spezielle Lagerungsmaßnahmen (verbesserte Jackson-Position) nie ganz zur Deckung gebracht werden können. Neuere Befunde weisen darauf hin, dass diese Achsenabweichung selbst unter optimalen Bedingungen im Bereich von 20°–30° liegt und somit den Laryngoskopieerfolg insbesondere bei weiteren anatomischen und funktionellen Besonderheiten (Größe und Stellung der Frontzähne, Mundöffnung, Beweglichkeit der Halswirbelsäule) entscheidend beeinflussen kann. Bei der konventionellen Laryngoskopie mittels eines geraden oder gebogenen Spatels müssen diese Achsen mit mehr oder weniger Kraftanwendung angenähert und die Zunge aus dem Sichtfeld verdrängt werden. Dies gelingt je nach anatomischen Besonderheiten des Patienten nur unzureichend. Von daher war es naheliegend, Instrumente zu entwerfen, die bauartbedingt eine Annäherung der optischen Achsen ermöglichen und eine Verdrängung der Zunge nicht unbedingt erfordern.

Mitte der siebziger Jahre wurde in den USA erstmals ein mit Fiberoptik ausgestattetes, bieg- und formbares Stilett zur Laryngoskopie kommerziell angeboten. 1979 verwendeten Berci und Katz ein gerades, starres Endoskop als Führungsstab für einen Endotrachealtubus. Da das gerade Design das Erreichen der Kehlkopfebene ohne Zahn- bzw. Gewebstrauma erschwerte, modifizierte Bonfils diese Ausführung, indem er das distale Ende mit einer Krümmung von ca. 45° ausstattete. Die verschiedenen, derzeit verfügbaren Intubationsendoskope lassen sich anhand einiger typischer Charakteristika voneinander unterscheiden (Tab. 6.**1**).

Tabelle 6.1 Charakteristika von Intubationsendoskopen

- Durchmesser: determiniert minimal möglichen Tubusinnendurchmesser
- optische Auflösung: je höher, desto größer kann das Monitordisplay gewählt werden, ca. 3000–10 000 Pixel
- optische Apertur: normalerweise zwischen 50 und 110°
- Brennpunkt: normalerweise zwischen 5 und 50 mm
- Zusatzkanäle: Absaugung, Arbeitskanal
- Bilddarstellung: okular und/oder Monitor
- Lichtquelle: Batterie, Kaltlichtquelle, Xenon
- Flexibilität/Biegbarkeit: starr, semi-starr, form- bzw. biegbar

Retromolares Intubationsendoskop nach Bonfils

Sehabettin und Akdikmen beschrieben 1966 erstmals in einem Leserbrief die Technik der direkten Laryngoskopie mittels eines linksseitig hinter den Backenzähnen („retromolar") eingeführten Laryngoskopspatels. Der Schweizer Anästhesist Peter Bonfils beschrieb alternativ dazu 1983 eine rechtsseitige, retromolare Laryngoskopie und Intubation bei Kindern mit Pierre-Robin-Syndrom. Dieser retromolare Ansatz bildete zusammen mit dem starren Endoskop von Berci und Katz den Ausgangspunkt für die Entwicklung einer distal abgewinkelten starren Optik, die gleichzeitig als Führungsstab für den Endotrachealtubus dient. Der retromolare Zugang ist der direkteste und kürzeste Weg zum Larynxeingang und ist weniger traumatisch für den Zungenkörper als die konventionelle Laryngoskopie.

Technische Daten

Das derzeit in Europa am weitesten verbreitete Gerät (retromolares Intubationsendoskop nach Bonfils, Karl Storz, Tuttlingen, Deutschland) besteht aus einem starren optischen Mandrin (AD 5 mm) mit 45° abgewinkeltem Ende für Tubusgrößen ab 5,5 mm ID (Abb. 6.1). In das Gehäuse integriert sind der Lichtleiter, die Optik und (in der Okularversion) ein Kanal zur O_2-Insufflation (Abb. 6.2 a). Durch den permanenten Gasstrom soll die Optik vor Beschlagen geschützt werden. Der Blickwinkel der hochauflösenden Optik beträgt 110°, die effektiv nutzbare Tubuslänge ca. 39 cm. Ein Adapter passend zum Normkonnektor dient zur Tubusfixierung. Eine Absaugmöglichkeit existiert nicht. Es stehen Versionen mit Okular oder Kameraanschluss zur Verfügung. Pädiatrische Versionen nach Bram-

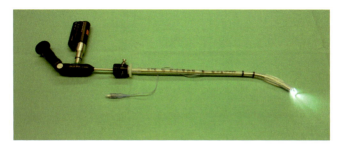

Abb. 6.**1**   Retromolares Intubationsendoskop nach Bonfils (Karl Storz GmbH & Co. KG, Tuttlingen). Das Gerät wird mit einer Batterielichtquelle betrieben. Der Endotrachealtubus ist auf das Gerät aufgezogen und mit dem Tubuskonnektor verbunden.

brink (2 Größen für Tuben von 2,5–5,5 mm ID) sind seit kurzem ebenfalls verfügbar. Der netzunabhängige Betrieb mit einer leistungsstarken LED-Lichtquelle für die Okular-Versionen ist ein wichtiger Vorteil. Die Okular-versionen können zusätzlich mit einer Aufsetzkamera betrieben werden. Das Gerät kann sehr schnell einsatzbereit gemacht werden, ist leicht und transportabel und daher schnell auch außerhalb des OP-Bereichs einsetzbar.

Handhabung und Intubationstechnik

Zunächst muss das Gerät adäquat vorbereitet werden. Dazu macht man den Schaft des Fiberskops z. B. mit Xylocain-Spray gleitfähig. Die Optik wird mit einem Antibeschlagmittel behandelt. Um Verletzungen von Schleimhäuten und Kehlkopf zu vermeiden, wird der Endotrachealtubus dann so mit dem Tubuskonnektor verbunden, dass das distale Ende des Tubus das Gerät um ca. 0,5 cm überragt. Optional können nun eine Kalt-lichtquelle, eine Aufsetzkamera und bei den neuesten Versionen auch eine DCI-Kamera angeschlossen werden. Eine O_2-Insufflation über den Anschluss am Tubuskonnektor kann zum Verhindern des Beschlagens und im Sinne einer apnoischen Oxygenierung erfolgen.

Einführen des Endoskops: Der Kopf des Patienten wird in neutraler oder verbesserter Jackson-Position gelagert. Das Gerät wird anschließend

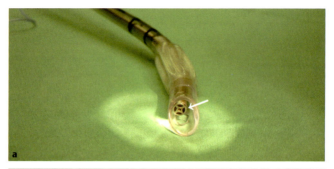

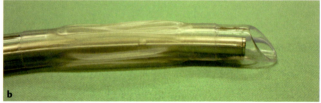

Abb. 6.**2 a, b**   Detail des distalen Endes des Bonfils-Endoskops (Karl Storz GmbH & Co. KG, Tuttlingen). Dargestellt sind die vier Lichtleiter und die Optik (Pfeil) (**a**). Das Gerät darf den aufgezogenen Tubus nicht überragen, um Verletzungen beim Einführen in die Stimmritze zu vermeiden (**b**).

von rechts in die Mundhöhle eingeführt. Der oropharyngeale Raum wird dazu mittels eines geeigneten Manövers (z. B. Esmarch-Handgriff) vergrößert (Abb. 6.**3**). Unmittelbar hinter bzw. seitlich der Molaren schiebt man das Endoskop vor, bis der Kehlkopfeingang sichtbar wird. Anatomische Leitstrukturen sind die Epiglottis, die Ary-Knorpel und die Stimmlippen (Abb. 6.**4a–d**). Gelegentlich (bei einer der Rachenhinterwand aufliegenden Epiglottis) muss das Endoskop zunächst in Richtung auf den Recessus piriformis vorgeschoben und die Epiglottis dann von lateral unterfahren und angehoben werden. Bei freier Sicht auf die Glottis wird der Endotrachealtubus vom Konnektor gelöst und unter direkter Sicht in die Trachea vorgeschoben. Alternativ kann auch mit einem konventio-

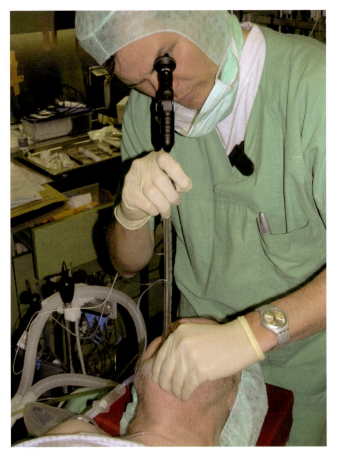

Abb. 6.3 Einführen des Bonfils-Endoskops. Der Unterkiefer wird mit der linken Hand vorgezogen und das Endoskop im rechten Mundwinkel eingeführt.

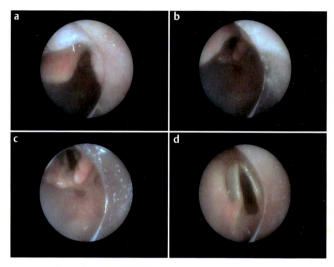

Abb. 6.**4a–d** Intubationsvorgang.
a Sicht auf die Epiglottis.
b Sicht auf die hintere Kommissur.
c Stimmritze.
d Der Tubus kann nun unter direkter Sicht durch die Stimmbänder vorgeschoben werden.

nellen Macintosh-Spatel laryngoskopiert werden, um den oropharyngealen Raum weitestmöglich zu vergrößern. Das Endoskop wird dann wie vorbeschrieben eingesetzt.

Obwohl für das Gerät eine steile Lernkurve beschrieben wurde, empfiehlt sich ein Training bei Patienten mit normalem Atemweg, bevor eine Anwendung beim schwierigen Atemweg versucht wird. Dazu sind im Allgemeinen etwa 20 Anwendungen ausreichend.

Prämedikation und Lokalanästhesie: Grundsätzlich kann das Gerät sowohl bei anästhesierten und relaxierten als auch bei wachen, spontan atmenden Patienten eingesetzt werden. Bei der Wachintubation (schwierige Laryngoskopie vorher bekannt) ist außer der üblichen Prämedikation

(0,1 mg/kg KG Midazolam per os) und eventuell einer vorsichtiger Analgo-sedierung mit z. B. Sufentanil (0,1 μg/kg) und Midazolam (0,02 mg/kg) vor allem die topische Lokalanästhesie sehr wichtig. Mit Xylocain-Pumpspray (ideal ist die 4 %ige Lösung) wird dabei unter Mitarbeit des Patienten (Zunge herausstrecken) die Schleimhaut von Oro- und Hypopharynx großzügig anästhesiert (Maximaldosis von 200 mg Xylocain beachten).

Gegebenenfalls kann ein transkrikoidaler Block durchgeführt werden. Im Wesentlichen entspricht das Vorgehen der Technik, die sich bei Durch-führung der Wachintubation mittels eines flexiblen Endoskops bewährt hat.

Eine Zusammenstellung von **Indikationen** und **Kontraindikationen** für die Anwendung des Bonfils-Endoskops findet sich in Tab. 6.**2**.

Tabelle 6.**2**   Indikationen und Kontraindikationen für die Anwendung des retromolaren Intubationsendoskops nach Bonfils

Indikationen
- unerwartet schwierige Laryngoskopie
  - Laryngoskopie ≥ Cormack-Lehane-Grad III
- erwartet schwierige Laryngoskopie
  - Einsatz in Allgemeinanästhesie (nur bei dokumentierter Möglichkeit der Maskenbeatmung) versus Wachintubation in topischer Lokalanästhesie
    - eingeschränkte HWS-Beweglichkeit (traumatisch/funktionell)
    - eingeschränkte Mundöffnung
    - gefährdeter Zahnstatus
    - Fehlbildungen/Läsionen/Traumen in der Mund-Kiefer-Gesichtsregion
- sonstige
  - kardiovaskuläre Risikopatienten (Stressreduktion)
  - Dokumentation, Verifikation (Bildspeicherung)
  - Umintubation

Kontraindikationen
- fortbestehende Blutung im Pharynxbereich
- große Sekretmengen, die mit dem Sauger nicht entfernt werden können (Kinder!)
- Obstruktion von Pharynx und/oder Larynx (Gerät bzw. Tubus kann nicht vorgeschoben werden)
- „Cannot ventilate"-Situation (kein Rescue-Verfahren!)

Klinische Erfahrungen

Das Bonfils-Endoskop ist mittlerweile in zahlreichen klinischen Studien evaluiert worden. Rudolph et al. (1996) berichteten über einen überwiegend erfolgreichen Einsatz in einer Patientenpopulation mit einem hohen Anteil an erwartet schwierigen Intubationen. Dieselbe Arbeitsgruppe verglich bei 20 Patienten die Bewegungen der oberen HWS fluoroskopisch während konventioneller Laryngoskopie mit dem Bonfils-Endoskop. Während die konventionelle Laryngoskopie bei 7 Patienten nach der Cormack-Lehane-Klassifizierung nur eine ungenügende Sicht auf die Stimmritze ermöglichte (Grad III), war mit dem Bonfils-Endoskop der Larynx aller Patienten vollständig einsehbar. Das Bonfils-Endoskop führte darüber hinaus zu deutlich geringeren Bewegungen der oberen HWS.

Halligan und Charters (2003) verwendeten das Bonfils-Endoskop prospektiv bei 60 allgemeinchirurgischen Patienten mit normalem Atemweg. Die Autoren fanden eine steile Lernkurve, eine hohe Erfolgsrate und Intubationszeiten, die mit denen bei konventioneller Laryngoskopie vergleichbar waren.

Unsere Arbeitsgruppe evaluierte das Gerät sowohl bei Patienten mit erwartet schwierigem Atemweg als auch bei Patienten nach erfolgloser, konventioneller Laryngoskopie (Bein et. al 2004a, b). Bei erwartet schwieriger Intubation konnten die Patienten verglichen mit der LMA-Fastrach zwar mit der Intubationslarynxmaske erwartungsgemäß zügiger beatmet werden, die endgültige Sicherung des Atemwegs mit einem Endotrachealtubus gelang jedoch mit dem Bonfils-Endoskop signifikant schneller.

Bei 25 kardiochirurgischen Patienten nach fehlgeschlagener direkter Laryngoskopie konnten im ersten Versuch 88 %, nach 2 Versuchen 96 % der Patienten intubiert werden und nur bei einem Patienten war eine Intubation mittels flexibler Fiberoptik erforderlich. 76 % dieser Patienten zeigten bei der Laryngoskopie einen Grad IV nach Cormack und Lehane (Bein et al. 2004b).

Darüber hinaus liegt eine Reihe von Kasuistiken vor. Das Bonfils-Endoskop wurde präklinisch bei 6 Patienten im Notarztwagen erfolgreich eingesetzt (Byhahn et al. 2007). Unsere Arbeitsgruppe hat das Gerät – eingeführt in den bronchialen Tubusschenkel – erfolgreich zur Platzierung eines Doppellumentubus verwendet (Bein et al. 2005). Doppellumen-Tuben ab 37 Ch können dazu benutzt werden, wenn die proximalen Tubusenden auf ca. 38 cm gekürzt werden. Die pädiatrischen Versionen des Bonfils-Endoskops konnten demgegenüber für die elektive Intubation von Kindern mit normalem Atemweg nicht überzeugen. Im Vergleich zum Erwachse-

Tabelle 6.**3**   Vor- und Nachteile des retromolaren Intubationsendoskops nach Bonfils

Vorteile
- Robustheit
- qualitativ hochwertiges Bild
- direkte Darstellung der Tubuspassage durch die Glottis
- verminderte Extension der HWS (im Vergleich zur konventionellen Laryngoskopie)
- mobiler Einsatz (mit Batterielichtquelle)
- geringere Anschaffungs- und Wartungskosten (im Vergleich zur flexiblen Fiberoptik)

Nachteile
- keine nasale Intubation
- keine Absaugmöglichkeit
- Wachintubation schwieriger (im Vergleich zur flexiblen Fiberoptik)

nen ist durch die spezielle Atemwegsanatomie bei Kindern die Schaffung eines ausreichend großen oropharyngealen Raumes erschwert. Dadurch gerät die Optik leicht in Kontakt mit auf der Schleimhaut anhaftenden Sekreten und die Sicht ist nachfolgend behindert (Bein et al. 2008).

Das Bonfils-Endoskop (als Okular-Version) ist in Relation zu flexiblen Intubationsfiberskopen in der Anschaffung preisgünstiger. Die Robustheit bedingt außerdem geringere Reparaturkosten. Im Gegensatz zur flexiblen Fiberoptik erfolgt die Tubuspassage durch die Stimmbänder unter Sicht. Im Vergleich zur flexiblen Fiberoptik ist die Handhabung des Bonfils-Endoskops weniger komplex. Vor- und Nachteile des retromolaren Intubationsendoskops nach Bonfils sind in Tab. 6.**3** gegenübergestellt.

Weitere starre Intubationsendoskope

Im Lauf der Zeit wurden weitere starre bzw. teilweise biegbare Intubationsendoskope beschrieben. Shikani Seeing Stylet, WuScope, Video-Optical Intubation Stylet und Fiberlightview sind am bekanntesten und derzeit kommerziell verfügbar. Weitere Verbreitung habe diese Geräte in Europa nicht gefunden, in der Literatur existieren häufig nur Kasuistiken dazu.

Grundsätzlich ist für das erfolgreiche Management einer schwierigen Laryngoskopie nicht die Kenntnis einer möglichst großen Zahl alternativer Geräte, sondern die sichere Beherrschung einer rasch verfügbaren und technisch wenig aufwendigen Methode entscheidend. In diesem Zusammenhang hat sich das retromolare Intubationsendoskop nach Bonfils mittlerweile einen festen Platz beim Management des schwierigen Atemweges erobert.

6.2 Flexible Fiberbronchoskope (Intubationsfiberskope, Bronchoskope)

Wolfram Wilhelm

Die fiberoptische Intubation ermöglicht in nahezu allen Fällen eine sichere und schonende Intubation „unter Sicht". Dabei sind prinzipiell 2 Situationen zu unterscheiden:

- **Der erwartet schwierige Atemweg:** Hier wird die fiberoptische Intubation in der Regel beim wachen Patienten durchgeführt, meist wach-nasal, aber auch wach-oral ist möglich.
- **Der unerwartet schwierige Atemweg:** Hier ist der Patient schon anästhesiert, meist auch relaxiert und die fiberoptische Intubation erfolgt in der Regel oral in Apnoe.

Ein Intubationsfiberskop sollte im OP immer sofort einsetzbar sein.

Prinzipiell sollen im OP verschiedene Hilfsmittel (Larynxmaske, Combitube, Gum elastic bougie, Intubationsfiberskop etc.) verfügbar sein, die das Anästhesie-Team aber beherrschen muss. Eine Erstanwendung im Notfall ist meist sinnlos und gefährlich! Ebenso muss ausdrücklich vor folgenden Situationen gewarnt werden:

- **Erwartet schwierige Intubation:** Bagatellisierung, „Es wird schon gut gehen"
- **Unerwartet schwierige Intubation:** Vielfaches „Herumstochern" mit dem Tubus – die Atemwege schwellen an, es kommt zu Blutungen und zur Sekretbildung, die Sichtbedingungen werden immer schlechter, insbesondere für ein fiberoptisches Verfahren.

Technischer Aufbau eines Intubationsfiberskops

Das Intubationsfiberskop ist ein technisch hochwertiges Instrument; folgende Anteile werden unterschieden (Abb. 6.**5a, b**):

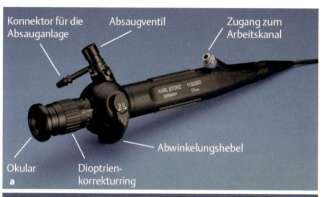

Konnektor für die Absauganlage

Absaugventil

Zugang zum Arbeitskanal

Abwinkelungshebel

Okular

Dioptrienkorrekturring

a

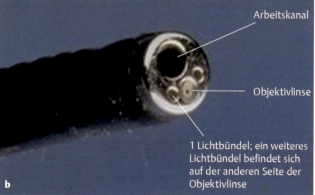

Arbeitskanal

Objektivlinse

1 Lichtbündel; ein weiteres Lichtbündel befindet sich auf der anderen Seite der Objektivlinse

b

Abb. 6.**5a, b** Technischer Aufbau eines Intubationsfiberskops (mit freundlicher Genehmigung der Karl Storz GmbH & Co. KG, Tuttlingen – KARL STORZ Endoskope).

- 2 Lichtbündel, die das Licht einer externen Lichtquelle von proximal (Handgriffteil) nach distal an die Spitze des Arbeitsschafts leiten und damit den Sichtbereich ausleuchten.
- Die Lichtquelle selbst kann netzbetrieben sein und beispielsweise auf einem Atemwegsmanagementwagen stehen; alternativ gibt es kleine „mobile" Batterie- oder Akku-Lichtquellen in der Größe einer kleinen „Taschenlampe", die direkt an das Intubationsfiberskop angeschraubt werden und dadurch einen mobilen Einsatz ermöglichen.
- 1 Lichtleitbündel, das die optische Information („das Bild") vom Objektiv zum Okular leitet.
- 1 Absaug- bzw. Biopsiekanal
- 2 Abwinkelungszüge, mit denen die Bronchoskopspitze gezielt gekrümmt und so die Richtung der Bronchoskopbewegung bestimmt werden kann.
- Umgeben wird das Intubationsfiberskop von einem Metallgeflecht und ganz außen wasser- und keimdicht von einem Kunststoffmantel.

Vorbereitung des Intubationsfiberskops

- Okular und Objektiv mit Alkohol-getränkter Kompresse reinigen, Okular scharf stellen, Antibeschlaglösung auf das Objektiv geben.
- Unmittelbar vor dem Einsatz Lichtquelle nochmals prüfen.
- Woodbridge-Tubus ID 6,5 mm (ausreichend für alle Erwachsenen) innen kurz mit Silikonspray (oder einer anderen wäßrigen Lösung zur Gleitoptimierung nach Herstellerangaben) einsprayen, Tubus dabei über Bronchoskop-Wanne oder Spülbecken halten, sonst verursacht das Silikonspray auf dem Boden erhebliche Rutschgefahr.
- Tubus auf das Bronchoskop auffädeln und mit Pflasterstreifen fixieren. Der Tubuskonnektor wird nicht vom Tubus gelöst, da er sonst später nicht mehr gut hält.

> **!** Bei schwieriger Intubation verwenden wir bei allen Erwachsenen immer einen Spiraltubus der Größe ID 6,5 mm. (Ausnahme: sehr kleine Erwachsene, hier kann ein Spiraltubus ID 6,0 mm ausreichend sein.)

Ein Spiraltubus der Größe ID 6,5 mm hat mehrere Vorteile: Er passt gut und „eng" auf das Bronchoskop und lässt sich daher gut dirigieren; der Tubus ist groß genug für eine problemlose Beatmung, aber auch klein genug, damit es in der Regel bei der Nasenpassage nicht zu Blutungen und auch nicht zu einer Beschädigung des Tubuscuffs kommt.

Fiberoptische Intubation beim wachen Erwachsenen – nasaler Zugang

- **Standardmonitoring:** EKG, NIBP, Pulsoxymetrie, Venenzugang. Absaugung *nicht* an das Bronchoskop anschließen, sondern Absaugkatheter vorbereiten.
- **Vasokonstriktor**, z. B. jeweils 1 Otriven-Pipette (Xylometazolin), in jedes Nasenloch geben und dabei den Patienten auffordern, das Otriven „wie bei Schnupfen hochzuziehen".
- Entscheidend für den Erfolg der fiberoptischen Intubation beim wachen Patienten ist eine gute **Lokalanästhesie** der Atemwege. Hierfür können verschiedene Techniken und Lokalanästhetika verwendet werden, z. B. Lidocain, Mepivacain oder auch Acoin (enthält Tetracain, Polidocanol und ein Konservierungsmittel). In allen Fällen müssen die individuellen Lokalanästhetika-Höchstdosen beachtet werden. Wir verwenden Lidocain und Mepivacain; die hier dargestellte Vorgehensweise gilt für den ansonsten gesunden, normalgewichtigen Erwachsenen.
  - Insgesamt 3 × 5 ml Lidocain 2 % und 1 × 5 ml Mepivacain 1 % aufziehen (Patienten nach Lokalanästhetika-Allergie fragen – beim Zahnarzt bislang alles vertragen?).
  - In jedes Nasenloch 2,5 ml Mepivacain 1 % geben und dabei den Patienten nochmals auffordern, das Mepivacain „wie bei Schnupfen hochzuziehen". (Anmerkung: Mepivacain brennt etwas, Lidocain aber noch schlimmer – daher nehmen wir Mepivacain.)
  - Dann 5 ml Lidocain 2 % in den Mund geben, der Patient soll kräftig gurgeln, am besten 2–3 Minuten. Häufig hustet der Patient, wenn die Stimmbänder anästhesiert sind und kleinere Mengen des Lokalanästhetikums aspiriert werden. (Anmerkung: Husten ist hier ein gutes Zeichen). Rest vom Lidocain ausspucken lassen.
  - Den Gurgelvorgang mit weiteren 5 ml Lidocain 2 % wiederholen lassen.
  - Zusätzlich kann man Lidocain-Spray verwenden: 2–3 Hübe in die Nase (dabei tief einatmen lassen) und 2–3 Hübe in den Rachenraum. (Anmerkung: 1 Hub Lidocain-Spray enthält 10 mg Lidocain; man muss hier von einer weitgehenden Resorption ausgehen, also Gesamtdosis [Gurgeln und Spray] beachten!)

- Nun **O$_2$-Gabe** (4 l/min) über das kleinere Nasenloch, bei starker Salivation Atropin 0,5 mg i. v.
- Unmittelbar vor Beginn der fiberoptischen Intubation: **Äußerste Vorsicht mit Sedierung/Analgesie** und nur dann, wenn eine Maskenbeatmung möglich erscheint: Erwachsene nicht mehr als 0,05 mg Fentanyl (kann man evtl. einmal wiederholen), evtl. 10–20 mg Ketamin, evtl. 1 mg Midazolam oder niedrigdosiert Propofol (10-mg-weise).

> **!**
> Sedierung und Analgesie immer extrem vorsichtig vornehmen. Niemals Sedierung oder Analgetikagabe bei Patienten, bei denen neben einer schwierigen Intubation auch eine schwierige Maskenbeatmung (bei Tumor, Abszess, Schwellung im Bereich der Atemwege) zu erwarten ist.

- Anästhesist(in) steht am Kopfende etwas erhöht auf einem Bänkchen (vorbereiten!).
- Das **Intubationsfiberskop** wird langsam unter Sicht **durch den unteren Nasengang eingeführt** und vorgeschoben, bis der Larynx eingesehen werden kann (manchmal ergibt sich eine bessere Sicht, wenn der Patient „Hiiiiiiiii" sagt; Abb. 6.**6**).
- Vor den Stimmbändern halten und nun über den Arbeitskanal des Intubationsfiberskops 5 ml Lidocain 2 % auf die Stimmbänder geben. Etwa 1–2 Minuten warten. Wenn dann noch viel Sekret im Rachen steht, den Patienten zum Schlucken auffordern.
- Intubationsfiberskop durch die Stimmbänder einführen; bei unzureichender Lokalanästhesie nochmals 3–5 ml Lidocain 2 % durch den Arbeitskanal geben, Intubationsfiberskop vor die Stimmbänder zurückziehen und nochmals kurz warten.
- Intubationsfiberskop nun durch die Stimmbänder bis knapp oberhalb der Karina einführen
- Tubuscuff gut mit Lidocain-Gel gleitfähig machen, 6,5-mm-Spiraltubus dann langsam **unter schraubender Bewegung** vorschieben. Mögliche Hindernisse:
  - Durchtritt durch die Nase: Tubus entschlossen vorschieben (daher ID 6,5 mm).
  - Tubus hängt an Ary-Knorpeln oder Stimmbändern fest: Tubus 1–2 cm zurückziehen, dann Tubus zwischen Daumen und Zeigefinger rasch drehen und dabei langsam vorschieben.

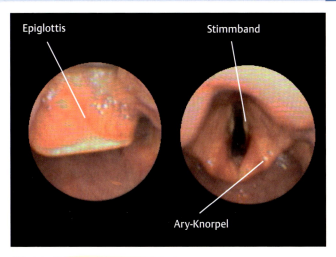

Abb. 6.**6** Aufsicht auf den Larynxeingang.

- Abschließende **Lagekontrolle** mittels Bronchoskop: Tubusspitze liegt 3–4 cm oberhalb der Karina, Intubationsfiberskop entfernen, CO_2-Messung anschließen und Anästhesie einleiten.

> **!**
>
> *Breathing patients seldom die!* Eine Anästhesieeinleitung *vor* Durchtritt des Tubus durch die Nase ist bei guter Lokalanästhesie in der Regel nicht erforderlich und bleibt dem erfahrenen Anwender vorbehalten! Wenn zusätzliche i. v. Anästhetika überhaupt erforderlich sind, dann unbedingt Spontanatmung erhalten, z. B. mit 10–20 mg Ketamin und 10–20-mg-Boli Propofol.

Fiberoptische Intubation beim wachen Erwachsenen – oraler Zugang

Die wach-orale Intubation ist etwas schwieriger, hat aber den Vorteil, dass die Nasenpassage mit all ihren Problemen entfällt. Hauptproblem: Der Patient kann auf den empfindlichen Schaft beißen und diesen beschädigen!

Praktisches Vorgehen:

- Vorbereitung wie oben, allerdings sind Otriven und Lokalanästhetika in der Nase nicht erforderlich.
- Stattdessen nach dem Gurgeln den Mund mit Lidocain-Spray gut aussprühen, dabei auch tief einatmen lassen.
- Bei der oralen Wachintubation immer Schlitz-Guedel-Tubus (z. B. Teleflex Medical GmbH, Kernen; Abb. 6.**7**) verwenden, die Orientierung ist einfacher und es besteht weitgehender Schutz vor Bissverletzungen.

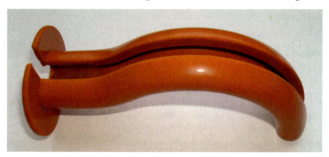

Abb. 6.**7**   Schlitz-Guedel-Tubus.

Fiberoptische Intubation beim Patienten in Narkose – oraler Zugang

> **!**
> Bei unerwartet schwieriger Intubation nicht „herumstochern"!
> Erlaubt sind 1 bis maximal 2 Versuche!

- Über Maske weiterbeatmen, erfahrenen Anästhesisten zu Hilfe rufen (!), Wagen mit Material für schwierige Intubation holen lassen.

- Bei schwieriger Maskenbeatmung vorübergehend Larynxmaske einlegen.
- Rasche Vorbereitung des Intubationsfiberskops, Woodbridge-Tubus ID 6,5 mm auf das Bronchoskop auffädeln.
- Bei Salivation Atropin 0,5 mg i. v., Absaugung nicht an den Arbeitskanal des Intubationsfiberskops anschließen, sondern Absaugkatheter vorbereiten und damit den Mundraum absaugen.
- Wichtige Hilfen:
  - **Schlitz-Guedel-Tubus** einlegen (Abb. 6.**7**): Männer Größe 4, Frauen Größe 3, also eine Nummer kleiner, als sonst zur Maskenbeatmung üblich ist. Grund: „Normale" Guedel-Größe reicht evtl. zu tief nach pharyngeal und kann die fiberoptische Intubation erschweren.
  - **Esmarch-Handgriff** durch Hilfsperson: Unterkiefer hoch und nach vorne ziehen, also ohne den Mund zu verschließen. Dadurch wird der Larynx aufgerichtet und von der Rachenhinterwand abgehoben; dies ist entscheidend für den Erfolg der fiberoptischen Intubation in Narkose!
- Bronchoskop am Schlitz-Guedel-Tubus entlang durch die Stimmbänder bis knapp oberhalb der Karina einführen, Schlitz-Guedel-Tubus herausnehmen und Tubus unter schraubender Bewegung vorschieben.
  - Mögliches Hindernis: Tubus hängt an Ary-Knorpeln oder Stimmbändern fest: Tubus 1–2 cm zurückziehen, dann Tubus zwischen Daumen und Zeigefinger hin- und herdrehen und dabei langsam vorschieben.
- Abschließende **Lagekontrolle** mittels Bronchoskop: Tubusspitze liegt 3–4 cm oberhalb der Karina, Intubationsfiberskop entfernen, CO_2-Messung anschließen und manuell beatmen.
- Bei wirklich schwieriger Intubation: **Bescheinigung** ausstellen, dabei Situation und Lösung des Problems beschreiben.

> Vor jeder Anästhesieeinleitung Atemwege untersuchen, im Zweifelsfall Anästhesie-OA hinzuziehen!
> Bei unerwartet schwieriger Intubation:
> 1. Sauerstoff geben
> 2. Sofort Hilfe anfordern
> 3. Nicht stochern!
>
> Die Anwendung des Intubationsfiberskops muss man im Routinebetrieb üben, üben, üben!

Bronchoskopie auf der Intensivstation

Die fiberoptische Bronchoskopie auf der Intensivstation hat sich in den letzten Jahren zu einem diagnostischen und therapeutischen Standardverfahren entwickelt, das in der Hand des geübten Untersuchers auch bei schwerstkranken Patienten mit vertretbar geringem Risiko eingesetzt werden kann. Die wichtigsten diagnostischen und therapeutischen Indikationen sind in Tab. 6.**4** in alphabetischer Reihenfolge aufgeführt.

Tabelle 6.**4**   Diagnostische und therapeutische Indikationen für die Bronchoskopie auf der Intensivstation (mod. nach Tonn 2008)

	Fragestellung	Maßnahmen/Therapie
Atelektasen	• Sekretpfropf • Tumor • anatomisches Hindernis • Fremdkörper	• Spülung mit NaCl-Lösung
Aspiration	• Menge, Farbe, Konsistenz des Aspirats • Schleimhautbeurteilung	• Gezieltes Absaugen
Tubus/ Tracheal- kanüle	• Lage • Durchgängigkeit/ Sekretverlegung • Beatmungsprobleme	• Lagekorrektur • Lungenseparation: Doppellumentubus, Bronchusblockade
Hämopty- sen	• Lokalisation, Ausmaß	• Spülen, Absaugen • Vasokonstriktor, Fibrinkleber • Lungenseparation: Doppellumentubus, Bronchusblockade
Inhalations- trauma	• Schleimhautbeurteilung	• evtl. gezieltes Absaugen • Instillation lokal abschwellender Medikamente, z. B. Adrenalin oder razemisches Adrenalin (Micronephrin)

Tabelle 6.**4** (Fortsetzung)

	Fragestellung	Maßnahmen/Therapie
Dilatations-tracheotomie	• Position von Punktions-kanüle, Führungsdraht und Dilatatoren	• Überwachung der endo-trachealen Manipulationen
Pneumonie	• Schleimhautbeurteilung • Verlaufskontrolle	• bronchoalveoläre Lavage (BAL) • geschützte Bürste
Thorax-trauma	• Trachea-/Bronchus-verletzungen	• evtl. gezieltes Absaugen • Instillation lokal abschwel-lender Medikamente, z. B. Adrenalin oder razemisches Adrenalin (Micronephrin)

Monitoring

Wird die Indikation zur Bronchoskopie gestellt, ist bei beatmeten und bei nicht beatmeten Patienten eine engmaschige Überwachung gleicherma-ßen erforderlich. Diese umfasst in jedem Fall EKG, Blutdruckmessung und Pulsoxymetrie, bei beatmeten Patienten zusätzlich Beatmungsdruck, Messung von Atemzug- und Atemminutenvolumina, FiO_2 und möglichst auch Kapnometrie.

Praktische Durchführung

Bei nicht intubierten Intensivpatienten muss vor Beginn abgeschätzt wer-den, ob die Brochoskopie in Spontanatmung und bei ungeschützten Atemwegen möglich ist oder besser vorsorglich intubiert und beatmet werden sollte. Letzteres muss in folgenden Fällen erwogen werden:
• nicht nüchterner Patient mit Indikation zur sofortigen Bronchoskopie
• schwere Oxygenierungsstörung (durch Bronchoskopie ist ein PaO_2-Ab-fall von 5–35 mmHg zu erwarten [Lindholm et al. 1978])
• schwere Störung der CO_2-Elimination
• erhebliche Tachypnoe, Einsatz der Atemhilfsmuskulatur

Soll die Bronchoskopie **beim nicht intubierten und spontan atmenden Intensivpatienten** durchgeführt werden, erfolgt zunächst eine topische Anästhesie, z. B. durch Gurgeln, Verneblung und Instillation von Lidocain 2 %; Patienten mit bronchialer Hyperreagibilität inhalieren vorher zusätzlich ein β_2-Mimetikum (z. B. Salbutamol) (Groeben et al. 2000). In der Regel bevorzugen wir den transnasalen Zugang. Die Nasenschleimhaut wird dann mit einem Vasokonstriktor, z. B. mit Xylometazolin, vorbehandelt. Manche Autoren empfehlen zusätzlich die Anwendung von Atropin oder von Antitussiva (Reed 1992). Parallel zur Bronchoskopie wird O_2 entweder über das kontralaterale Nasenloch oder besser – sofern möglich – direkt durch den Arbeitskanal des Bronchoskops insuffliert. Zusätzlich kann in einigen Fällen eine vorsichtige Sedierung sinnvoll sein, z. B. mit geringen Mengen Midazolam oder Diazepam, evtl. in Kombination mit Ketamin (0,25–0,5 mg/kg).

Beim intubierten und beatmeten Patienten wird folgendes Vorgehen empfohlen:

- Patient analgosedieren, z. B. mit Remifentanil-Infusion (0,1–0,2 µg/kg/min) (Wilhelm et al. 2003), zusätzlich nach Bedarf Midazolam (1–5 mg) oder Propofol (Boli oder Infusion), bei Patienten mit bronchialer Hyperreagibilität auch Ketamin-Boli à 0,25–0,5 mg/kg.
- FiO_2 auf 100 % erhöhen.
- PEEP deutlich reduzieren (während Bronchoskopie entsteht Auto-PEEP).
- Beatmung druckbegrenzt durchführen (inspiratorischer Maximaldruck z. B. 40 mbar).
- Vorsicht bei druckkontrollierter Beatmung, besser auf volumenkontrollierte Beatmung wechseln, während der Bronchoskopie Atemzug- und Atemminutenvolumina überwachen.

Nach der Bronchoskopie ist zunächst mit einer Verschlechterung der Oxygenierung zu rechnen, insbesondere bei ausgiebigem Absaugen oder nach bronchoalveolärer Lavage. Eine unmittelbar bessere Oxygenierung wird nur selten beobachtet, z. B. nach Wiedereröffnung atelektatischer Lungenabschnitte.

6.3 Videolaryngoskope

Götz Serocki, Volker Dörges

Entwicklung und Prinzip der Videolaryngoskopie

In vielen medizinischen Disziplinen werden videoassistierte Verfahren seit mehreren Jahrzehnten erfolgreich angewendet und haben in einigen Bereichen das offene operative Vorgehen weitgehend abgelöst (z. B. Endoskopien, Arthroskopien, Laparoskopien). Dagegen wurde in der Anästhesie Videotechnologie lange Zeit fast ausschließlich zur Bildgebung bei fiberoptischen Intubationen und Bronchoskopien eingesetzt. Erst spät realisierten Anästhesisten den Nutzen der Videotechnologie auch für andere atemwegssichernde Verfahren.

Diese Tatsache erstaunt umso mehr, als die Schwierigkeiten beim Erlernen der endotrachealen Intubation, dem Goldstandard im Atemwegsmanagement, hinlänglich bekannt sind. Das Aneignen der Technik ist insbesondere dadurch erschwert, dass ein kontinuierliches visuelles Nachvollziehen des Intubationsvorganges durch einen Außenstehenden kaum möglich ist. Durch bloßes „Über-die-Schulter-Sehen" kann weder der Ausbilder die Technik anschaulich demonstrieren, noch ist eine befriedigende Supervision der Intubationsversuche des Schülers möglich (Abb. 6.**8**).

Laryngoskopie- und Intubationserfolg hängen jedoch in hohem Maße von Ausbildung und Erfahrung des Intubierenden ab. Eine effiziente Anleitung und Kontrolle lässt einen schnellen und soliden Lernerfolg erwarten, der in der Folge unmittelbar der Patientensicherheit dient (Abb. 6.**9a, b**).

Um mit einem herkömmlichen Laryngoskop durchgeführte Intubation auf einem Bildschirm wiedergeben zu können, entwickelte Levitan 1996 eine an einem Kopfring befestigte Videokamera (AirwayCam). Dabei wird die Kamera nahe dem Auge des Intubierenden platziert, das Monitorbild ähnelt hier also dem Sichtfeld des Intubierenden. Durch die Integration von optischen Systemen in den Laryngoskopspatel wurde die vergrößerte Wiedergabe einer kehlkopfnahen Sicht auf einem externen Monitor möglich (Abb. 6.**10**). Henthorn et al. befestigten hierzu ein flexibles Bronchoskop mit Klebestreifen an einem konventionellen Laryngoskopspatel und improvisierten so 1995 einen ersten „Prototypen" der heutigen Videolaryngoskope.

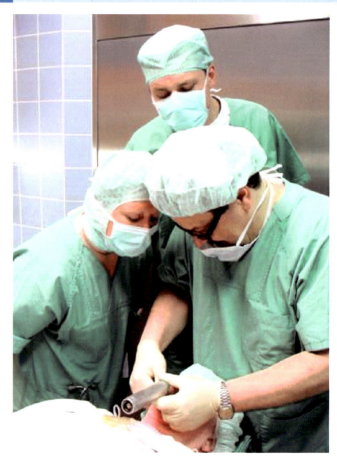

Abb. 6.**8** Erlernen der endotrachealen Intubation. Ohne Videotechnologie kann der Ausbilder weder die Technik anschaulich demonstrieren noch die Intubationsversuche des Schülers überwachen oder Hilfestellung leisten.

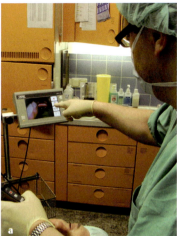

Abb. 6.**9** Videolaryngoskopie zur Ausbildung. Die Laryngoskopie und der Intubationsvorgang können auf dem externen Monitor von Außenstehenden mitverfolgt werden. Der Ausbilder kann die Technik demonstrieren (**a**) sowie Intubationsversuche des Schülers (**b**) überwachen und effektive Hilfestellung leisten.

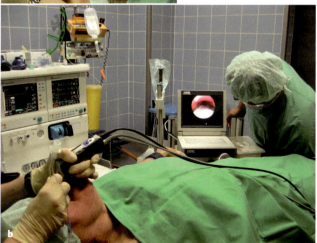

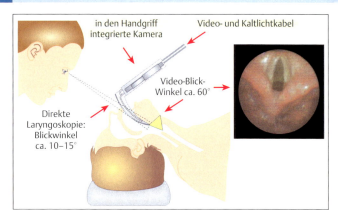

Abb. 6.10 Prinzip der Videolaryngoskopie. Der Laryngoskopiebefund kann durch die vergrößerte Wiedergabe auf einem externen Monitor von Außenstehenden nachvollzogen werden. Im Gegensatz zur konventionellen direkten Laryngoskopie (weißes Feld) ermöglicht die Videolaryngoskopie zusätzlich einen insbesondere nach ventral erweiterten Blickwinkel (gelbes Feld).

Verschiedene Autoren bemühten sich in den folgenden Jahren um eine Fortentwicklung der Technik: 2001 stellten Weiss et al. ein Macintosh-Laryngoskop (Laryflex, Acutronic) vor, bei dem eine dünne Fiberoptik durch einen Führungskanal im Laryngoskopgriff sowie im Spatel bis dicht vor die Spatelspitze geschoben werden kann. Die ersten kommerziell erhältlichen Videolaryngoskope mit austauschbaren Spateln in Macintosh- und Miller-Form von Ilias (X-Lite, Rüsch) sowie von Berci und Kaplan (MVM-Videolaryngoskop, Storz) wurden in den Jahren 2001 und 2002 eingeführt. Nachfolgegeräte (z. B. C-MAC-Videolaryngoskop, Storz) weisen eine verbesserte Bildqualität sowie eine geringere Anfälligkeit gegen technische Störungen und Defekte auf.

Neben dem Einsatz zu Lehr- und Dokumentationszwecken wurde in den letzten Jahren jedoch auch das Potenzial videoassistierter Verfahren für das Management des schwierigen Atemwegs immer deutlicher. Durch Platzierung der Optik nahe dem distalen Spatelende wird das Auge des Betrachters quasi in den Hypopharynx vorverlagert. Durch die

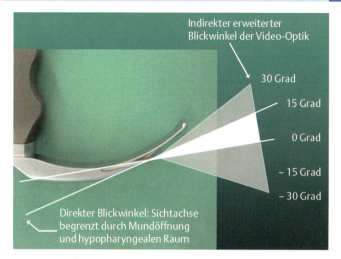

Indirekter erweiterter
Blickwinkel der Video-Optik

30 Grad

15 Grad

0 Grad

– 15 Grad

– 30 Grad

Direkter Blickwinkel: Sichtachse
begrenzt durch Mundöffnung
und hypopharyngealen Raum

Abb. 6.11   Blickwinkel beim konventionellen Macintosh-Videolaryngoskop. Der indirekte, videoassistierte Blickwinkel ist insbesondere nach ventral erweitert. Zusätzlich besteht die Möglichkeit zur direkten Laryngoskopie.

kehlkopfnahe Position erweitert sich der Blickwinkel insbesondere nach ventral, da dieser nicht wie bei der direkten Sicht auf die Glottis durch das Spatelblatt sowie die oberen Schneidezähne begrenzt wird (Abb. 6.**10**, Abb. 6.**11**). Als **indirekte Laryngoskopie** ermöglichen die Videolaryngoskope also einen „Blick um die Ecke". Das Aufladen der Epiglottis kann aufgrund der kurzen optischen Achse eine effektivere Maßnahme als bei der direkten Laryngoskopie darstellen. Häufig lässt sich mittels Videolaryngoskopie eine hervorragende Darstellung des Kehlkopfeinganges auch in solchen Fällen erreicht werden, in denen eine direkte Sicht auf die Glottis nicht möglich ist (Cormack-Lehane-Grad ≥ III) (Hagberg 2005, Hofstetter 2006, Kaplan 2006).

Um diese Eigenschaft in noch stärkerem Maße zu nutzen, wurden neben den bereits genannten Geräten mit konventionellen, relativ geradlinigen Spatelformen in den letzten Jahren verschiedene Videolaryngoskope mit verstärkt gekrümmten bzw. abgewinkelten Spateln entwickelt).

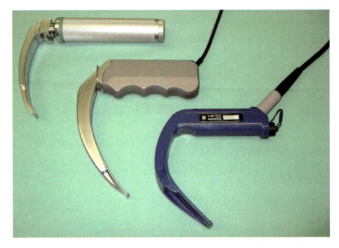

Abb. 6.**12**   Videolaryngoskope und konventionelles Macintosh-Laryngoskop im Vergleich. Die Abbildung zeigt 2 aktuelle Videolaryngoskope mit digitaler Bildgebungstechnik mittels Videochip und LED-Lichtquelle: in der Mitte: C-MAC-Videolaryngoskop (Karl Storz GmbH) mit ursprünglicher Macintosh-Spatelform (länger, verstärkt gebogen), unten: GlideScope-Videolaryngoskop (Verathon). Zum Vergleich befindet sich oben im Bild ein konventionelles Laryngoskop (Heine Optotechnik) mit Batteriehandgriff und Macintosh-Spatel.

Das bekannteste Gerät dieser Art ist das von Pacey und Cooper im Jahr 2003 entwickelte GlideScope (Verathon) (Abb. 6.**12**; Cooper 2005, Lim 2005, Sun 2005). Dieses Videolaryngoskop ist allein für die indirekte Laryngoskopie konzipiert. Tatsächlich ist eine direkte Sicht auf die Stimmbandebene hiermit zumeist nicht möglich (Abb. 6.**13**).

Technische Charakteristika

Videolaryngoskope ähneln in ihrem Aufbau mit Handgriff und Spatel konventionellen Laryngoskopen (Abb. 6.**12**). Vielfach stehen verschiedene Spatelformen und Größen zur Verfügung (Tab. 6.**5**). Als Hauptcharakte-

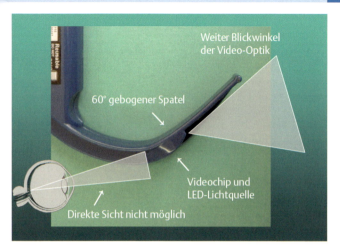

Abb. 6.**13**   Blickwinkel beim indirekten Videolaryngoskop (GlideScope). Das GlideScope erlaubt als rein indirektes Videolaryngoskop aufgrund der verstärkten Spatelkrümmung keine direkte Sicht auf den Kehlkopfeingang. Der indirekte, videoassistierte Blickwinkel ist dagegen nach ventral deutlich erweitert.

ristikum bestimmt die Spatelform wesentlich die Eignung der Geräte zur direkten und indirekten Laryngoskopie und damit die vorrangige Indikation (Tab. 6.**6**).

Bei den älteren Geräten verbindet eine Fiberoptik die nahe dem Spatelende positionierte Weitwinkellinse mit der in den Handgriff integrierten Videokamera. Über eine Kabelverbindung zwischen Laryngoskop und Kamerakontrolleinheit mit Lichtquelle und Monitor werden das Videosignal sowie das Kaltlicht übertragen (z. B. DCI-Videolaryngoskop, Storz).

Aktuell erfolgt die Bildgebung zunehmend häufiger durch kleinformatige CMOS-Video-Chips, die direkt in den Laryngoskopspatel integriert werden (z. B. GlideScope, Verathon, C-MAC, Storz). Zur Ausleuchtung sind bei diesen Geräten lichtemittierende Dioden (LEDs) direkt neben dem Videochip platziert.

Neben großformatigen Video-Farbmonitoren, die auf einem Gerätewagen oder einem Rollenständer platziert werden, gibt es Videolaryngo-

Tabelle 6.5   Technische Charakteristika verschiedener Videolaryngoskope

Spatelform
- konventionell (z. B. Macintosh) → direkte und indirekte Laryngoskopie möglich
- verstärkt gekrümmt, gewinkelt → nur indirekte, videoassistierte Laryngoskopie
- Spatelhöhe (bestimmt erforderliche Mundöffnung)

Material
- Metall
- Kunststoff
- Single-use-Spatelaufsätze aus Kunststoff

Optische Apertur
- 0° oder Weitwinkeloptik, Position und Spatelform bestimmen Blickwinkel (zumeist ≥ 60°)

Bildgebung
- distale Weitwinkeloptik, fiberoptischer Bildleiter, Videokamera im Handgriff
- digitaler CMOS-Videochip
- optische Auflösung bestimmt Bildqualität und mögliche Monitorgröße

Lichtquelle
- externe Kaltlichtquelle, fiberoptischer Lichtleiter
- LEDs (licht emittierende Dioden)

Stromversorgung
- Netzstrom
- Batterie bzw. Akku

Bilddarstellung
- rein videoassistiert oder Okular plus optionaler Videokameraaufsatz
- großformatiger externer Monitor (Ausbildung)
- kleinformatige LCD-Monitore in Kompaktgeräten bzw. Hand-held-Monitore (mobiler Einsatz)

Zusatzkanäle
- Tubusführung
- Kanal für Absaugkatheter

Tabelle 6.**6** Indikationen und Kontraindikationen für die Videolaryngoskopie

Indikationen

Routinegebrauch
- vorrangig konventionelle Videolaryngoskope (Macintosh-ähnlich)
- erhöhter finanzieller und zeitlicher Aufwand
- kein Vorteil bei Patienten mit Cormack-Lehane-Score ≤ II zu erwarten, verlängerte Intubationsdauer möglich

Ausbildung
- konventionelle Videolaryngoskope (Macintosh-ähnlich)
- hervorragende Eignung zum Erlernen der Intubation mittels direkter Laryngoskopie
- indirekte Videolaryngoskope hierfür ungeeignet

unerwartet schwieriger Atemweg
- vorrangig indirekte Videolaryngoskope
- bei direkter Laryngoskopie Cormack-Lehane-Score ≥ III und vorhandener Möglichkeit zur Maskenbeatmung
- Voraussetzung: ausreichende Mundöffnung (≥ 2 cm)

erwartet schwieriger Atemweg
- eingeschränkte Empfehlung, Goldstandard ist die fiberoptische Intubation!
- vorrangig indirekte Videolaryngoskope
- Videolaryngoskopie in Allgemeinanästhesie nur bei dokumentierter Möglichkeit zur suffizienten Maskenbeatmung
- alternativ: Intubation des spontan atmenden Patienten in Lokalanästhesie und Sedierung

Sonstige
- Dokumentation (Lehrzwecke, medikolegale Gründe)
- Umintubation
- gute Eignung auch bei starker pharyngealer Blutung

Kontraindikationen

- Can't ventilate → absoluter Notfall! Kein Rescue-Verfahren für diese Situation
- stark eingeschränkte Mundöffnung
- eingeschränkter pharyngealer Raum bei obstruierenden oro- und hypopharyngealen Pathologien (Abszesse, Tumoren u. a.)

skope mit kleinformatigen LCD-Bildschirmen. Diese werden entweder in kompakten Geräten für den mobilen Gebrauch eingesetzt (z. B. Glide-Scope-Ranger, Verathon, GlideScope Portable, Verathon, C-MAC, Storz) oder sind direkt am Laryngoskophandgriff angebracht (sog. „Hand-held"-Monitore, z. B. McGrath-VL, LMA [Shippey 2008], AirWay-Scope, Pentax).

Während ältere fiberoptische Videolaryngoskope eine Gerätevorberei-tung mit Anschluss an die Stromversorgung, Aufbringen von Antibe-schlagslösung, Weißabgleich und Fokusadjustierung erfordern, entfallen diese Arbeitsschritte teilweise bei den rein digitalen Geräten. Darüber hi-naus sind das Hochfahren und Positionieren der Monitoreinheit bei den neueren, Akku-betriebenen Laryngoskopen (z. B. GlideScope-Ranger, Ver-athon, C-MAC, Storz) deutlich beschleunigt.

Einige Geräte (z. B. Airtraq, Prodol [Dhonneur 2007], AirWayScope AWS-S100, Pentax, Res-Q-Scope, Res-Q-Tech) weisen spezielle Führungs-kanäle auf, über die der Endotrachealtubus platziert wird. Als Anwender-Zielgruppe kommt hier vorrangig medizinisches Personal mit unzu-reichender Übung in der endotrachealen Intubation in Betracht, dem hiermit insbesondere für Notfallsituationen eine weitere Alternative zur Verfügung steht.

Die hygienische Aufbereitung der Videolaryngoskope richtet sich nach dem verwendeten Material und kann durch Autoklavieren oder Einlegen in eine Sterilisationslösung erfolgen. Neben Laryngoskopen aus Metall und Kunststoff existieren mittlerweile auch Geräte, die mit Spatelblättern zum Einmalgebrauch ausgerüstet sind (z. B. AirWay-Scope AWS-S100, GlideScope Cobalt).

Andere videoassistierte Intubationshilfen: Von den eigentlichen Videolaryngoskopen lassen sich folgende Geräte abgrenzen:

- Geräte, die in den Endotrachealtubus eingeführt werden, verfolgen ein anderes Funktionsprinzip (z. B. optische Stilette, flexible und semirigide Fiberoptiken, Endotrachealtuben mit integrierten fiberoptischen Bild-leitern oder Videochips).
- Einige ältere (z. B. Bullard-Laryngoskop, Wu-Scope oder UpsherScope) und neuere (z. B. Truview EVO2, Truphatek) indirekte Laryngoskope können sowohl allein mittels Lichtquelle und Okular als auch optional im videoassistierten Betrieb durch Anschluss einer Videokamera ver-wendet werden.

Handhabung und Intubationstechnik

Im Gegensatz zu älteren indirekten Laryngoskopen, die nur eine verhältnismäßig geringe Verbreitung erfahren haben, zeichnen sich die modernen Videolaryngoskope durch eine wesentlich einfachere Handhabung aus. Die Laryngoskopie- und Intubationstechnik weist viele Gemeinsamkeiten mit der konventionellen laryngoskopischen Intubation auf.

Liegen keine Hinweise auf eine erschwerte Maskenbeatmung vor, so können die Narkoseinduktion und nachfolgende Muskelrelaxierung in üblicher Weise erfolgen. Alternativ ist bei erwartet schwierigem Atemweg die Möglichkeit zur Intubation unter Lokalanästhesie und Sedierung beschrieben.

Praktisches Vorgehen

Nach Lagerung des Kopfes wird der Mund mit der rechten Hand aufgesperrt und das Gerät mit der Linken unter Sicht in die Mundhöhle eingeführt. Während die konventionellen Videolaryngoskope unter direkter Sicht bis vor den Kehlkopfeingang dirigiert werden können, muss bei den stärker gewinkelten indirekten Videolaryngoskopen das weitere Vorschieben in den Hypopharynx auf dem Videomonitor verfolgt werden.

Die Intubation erfolgt analog der konventionellen laryngoskopischen Intubation durch Einführen des Endotrachealtubus mit der rechten Hand. Die Kontrolle durch Blick auf den Monitor erfordert dabei eine erhöhte Koordinationsleistung und ein gewisses Maß an Übung. Ein Führungsstab erweist sich zumeist als hilfreich, bei den stärker gekrümmten Laryngoskopen ist dieser unerlässlich, da hier kein direkter, geradliniger Weg zur Glottis führt, sondern der Tubus ebenfalls „um die Ecke" dirigiert werden muss. Da die fehlende Übereinstimmung von trachealer Achse und Tubusausrichtung die Intubation erschweren kann, sollte der Tubus bis unmittelbar vor den Kehlkopfeingang dirigiert werden und aus dieser Position heraus vom Führungsstab ab- und in die Trachea vorgeschoben werden. Der Gebrauch dirigierbarer Führungsstäbe sowie spezieller Tuben mit flexibler Spitze wird von einigen Autoren empfohlen. Daneben kann eine Rotation im Uhrzeigersinn die Passage des Tubus erleichtern. Wenngleich der Kraftaufwand insbesondere bei den stärker gekrümmten Spatelformen geringer ist, muss bedacht werden, dass diese Spatelblätter die Zunge und Weichteile des Mundbodens weniger stark zwischen die

Unterkieferäste verdrängen und daher weniger Raum im Oro- und Hypopharynx schaffen.

Aus den genannten Gründen kann auch bei guter videoassistierte Sicht auf den Kehlkopfeingang die Platzierung des Endotrachealtubus eine Herausforderung darstellen. Dies kann zu einem erhöhten Zeitbedarf, wiederholten Intubationsversuchen und schließlich zum Misslingen der Intubation führen.

> Es ist daher eine spezifische Ausbildung und fortlaufende Übung in der Intubationstechnik zu fordern. Andernfalls sollte die Atemwegssicherung auf alternativem Wege, z. B. mittels supraglottischer Atemwegshilfen, erfolgen.

Klinische Erfahrungen und zukünftige Entwicklungen

Einige Veröffentlichungen belegen mittlerweile, dass die videoassistierte Ausbildung das sichere Erlernen der endotrachealen Intubation beschleunigt und erleichtert (Low 2008, Kaplan 2006). Es ist daher wünschenswert, dass zumindest in größeren Ausbildungskliniken die Videolaryngoskopie mit konventionellen (Macintosh-)Videolaryngoskopen fester Bestandteil der Ausbildung wird. So können auch unerfahrene Schüler unter hervorragender Supervision und gleichzeitig größtmöglicher Patientensicherheit die Intubation erlernen.

Zwar kann der weit überwiegende Teil (> 95 %) aller Patienten vom Geübten problemlos, schnell und kostengünstig mittels konventioneller Laryngoskopie intubiert werden. Dennoch sehen einige Autoren aus den oben genannten Gründen in der Videolaryngoskopie das zukünftige Routineverfahren im Atemwegsmanagement. Sinkende Anschaffungs- und Betriebskosten sowie weiter vereinfachte Handhabung könnten entscheidend zur weiteren Verbreitung beitragen.

Daneben zeichnet sich eine zunehmende Bedeutung der Videolaryngoskopie im Management des schwierigen Atemwegs ab. Diverse Autoren haben in den letzten Jahren über verbesserte Laryngoskopiebefunde mittels Videolaryngoskopie im Vergleich zur direkten Laryngoskopie berichtet. Es finden sich sowohl Untersuchungen an Intubationstrainern als auch eine Reihe klinischer Studien an größeren, aber zumeist nicht nach dem Vorliegen eines schwierigen Atemwegs selektierten Patientenkollektiven.

Wenngleich durchgehend deutlich verbesserte Laryngoskopiebefunde mittels Videolaryngoskopie erhoben werden konnten, sind erhöhte Intubationserfolge bislang nur an kleineren Kollektiven sowie bei simuliert schwierigem Atemweg beschrieben. Es ist zu jedoch erwarten, dass bei Untersuchungen größerer Patientenkollektive mit tatsächlich schwieriger Intubation aufgrund unzureichender direkter Laryngoskopie (Cormack-Lehane ≥ III) ein erhöhter Intubationserfolg mittels Videolaryngoskopie nachgewiesen werden kann.

Verschiedene Studien belegen allerdings ebenfalls, dass die Videolaryngoskopie bei Patienten mit einer einfachen direkten Laryngoskopie (Cormack-Lehane ≤ II) einen erhöhten Zeitbedarf für die Intubation und sogar eine erhöhte Misserfolgsrate verursachen kann. Dieser Nachteil schränkt die Empfehlung zum Routinegebrauch insbesondere der rein indirekten Videolaryngoskope ein (Tab. 6.7).

Tabelle 6.7 Vor- und Nachteile der Videolaryngoskopie

Vorteile

- Erlernen der Technik ist relativ leicht
- hervorragende Supervision bei der Ausbildung (mehrere Betrachter)
- verbesserte Koordination zwischen allen Beteiligten, z. B. bei BURP-Manöver
- wenig anfällig gegen Sichtbehinderung durch Sekret oder Blut
- geringer Kraftaufwand, wenig Kompression von Zunge und Halsweichteilen
- weniger „Hebeln", vermindertes Verletzungsrisiko für die oberen Schneidezähne
- Vorteile bei HWS-Trauma-Patienten (geringere Überstreckung)
- Tubuspassage unter Sicht (im Gegensatz zur fiberoptischen Intubation)
- Möglichkeit zur Befunddokumentation
- Mobiler Einsatz (Geräte mit kleinem Hand-held-Bildschirm)

Nachteile

- Videotechnik ist anfällig, technische Störungen möglich
- erhöhter Zeitbedarf durch aufwendige Vorbereitung
- eingeschränkte Mobilität der Geräte mit separatem Video-Monitorturm
- kostspielige Anschaffung und Betrieb
- ausreichende Mundöffnung notwendig
- Verletzungen im Mund-Rachen-Bereich möglich (bei alleiniger Fokussierung auf das Monitorbild)
- Cave: Gute laryngoskopische Sicht garantiert nicht die einfache Intubation! Begründung: engere Platzverhältnisse, Tubusplatzierung anspruchsvoll

Im innerklinischen Bereich können Videolaryngoskope bei unerwarteten Intubationsschwierigkeiten eine sinnvolle Alternative zu Verfahren sein, die eine längere Ausbildung und ständiges Training verlangen. Berichte über Wachintubationen mittels GlideScope lassen auch den Einsatz als Alternative zur fiberoptischen Wachintubation bei bestimmten Patienten mit erwartet schwierigem Atemweg denkbar erscheinen.

Der Einsatz von Videolaryngoskopen in der Notfallmedizin ist noch nicht ausreichend untersucht. Für die unerwartet schwierige Intubation außerhalb der Klinik haben die supraglottischen Atemwegshilfen an Bedeutung gewonnen. Im angelsächsischen Raum könnten jedoch insbesondere die Videolaryngoskope mit Tubusführung (z. B. Airtraq, Res-Q-Scope, AirWay-Scope AWS 100) eine bedeutende Rolle erlangen, da dort in Ermangelung eines flächendeckenden Notarztsystems präklinische Intubationen häufig von weniger geübten Paramedics durchgeführt werden müssen.

Ob durch den geringeren Krafteinsatz sowie die verbesserte Sicht ein geringeres Verletzungsrisiko und ein verbesserter Patientenkomfort resultieren, ist nicht bekannt. Es liegen allerdings erste Berichte über Traumata bei Gebrauch des GlideScope vor. Hier wurden beim Vorschieben des mit einem rigiden Führungsstab ausgerüsteten Endotrachealtubus Verletzungen am rechten Gaumenbogen verursacht. Dieses für die konventionelle Laryngoskopie untypische Verletzungsmuster droht bei ausschließlicher Fokussierung der Aufmerksamkeit auf das Monitorbild.

Die Bildverarbeitung und -wiedergabe erfolgen zunehmend rein digital mithilfe von PC-Systemen. Moderne Telekommunikationstechnik (z. B. WLAN) könnte zur Datenübertragung über weite Distanzen eingesetzt werden. Die Möglichkeit zur Dokumentation des Intubationsvorganges wird in zunehmendem Maße zu wissenschaftlichen sowie zu Lehrzwecken genutzt werden. Inwieweit eine rein forensische Dokumentation Einzug hält, bleibt abzuwarten.

7 Chirurgische Atemwegssicherung

Dirk Meininger

Der chirurgische Zugang zum schwierigen Atemweg ist, unabhängig von der gewählten Methode, eine besondere Herausforderung für Anästhesisten, Intensivmediziner und Notärzte. Nicht selten hat der Eingriff im Notfall zu erfolgen, außerhalb der vertrauten Umgebung der Operationseinheit oder der Intensivstation. Hinzu kommt ein auf diese Fälle nicht spezialisiertes, nicht routiniertes Team. Die betroffenen Patienten sind oft kritisch krank, ihre Respiration eingeschränkt, die Reserven verbraucht. Der chirurgische Zugang ist stets eine invasive Maßnahme, die eine klare Indikationsstellung voraussetzt. Die nachfolgend vorgestellten Verfahren unterscheiden sich in ihrem verfahrensspezifischen Risikoprofil, dem notwendigen Zeitaufwand und den Erfolgsaussichten. Die Entscheidung für oder gegen ein bestimmtes Verfahren ist neben den jeweiligen anatomischen Verhältnissen, der aktuellen Pathophysiologie der Atemwegsbehinderung, der Dynamik des Prozesses auch von der Erfahrung des Anwenders abhängig.

7.1 Chirurgische Tracheotomie

Im Notfall kann durch eine endotracheale Intubation oder sachgerecht durchgeführte Krikotomie (Koniotomie) schnell und sicher ein Atemweg etabliert werden. Die chirurgische Tracheotomie stellt hingegen einen potenziell komplikationsbehafteten Eingriff dar, der insbesondere in einer Notfallsituation nur von einer in diesem Verfahren geübten Person durchgeführt werden sollte. Bereits Anfang der 60er Jahre war man sich der Gefahren einer Tracheotomie bewusst, so lautete ein Vortrag von Erich Rügheimer, Direktor des Institutes für Anästhesiologie der Universität Erlangen-Nürnberg, anlässlich der Jahrestagung der Deutschen Gesellschaft für Chirurgie: „Die Tracheotomie: eine nützliche, aber gefährliche Methode". Zu dieser Zeit wurde die Tracheotomie bei Intensivpatienten noch nach der offenen, chirurgischen Technik durchgeführt, perkutane Verfahren etablierten sich erst Mitte bis Ende der 80er Jahre. Die offene Tracheotomie stellt insbesondere bei akut-dyspnoeischen Patienten mit oberer Einflussstauung eine besondere Herausforderung dar. Hier können selbst bei sachgerechter Durchführung erhebliche, mitunter letale Komplikationen auftreten.

Anatomische Grundlagen

Die Trachea verläuft regelhaft in der Mittellinie der vorderen Halsstrukturen. Besteht jedoch eine Struma oder ein anderer raumfordernder Prozess, kann es zu einer lateralen Verschiebung kommen. In diesen Fällen ist die enge topographische Beziehung der Trachea zur rechten A. carotis communis zu berücksichtigen.

Die Trachea sollte in einem Mindestabstand von 2–3 Knorpelspangen distal des Ringknorpels eröffnet werden, da sich bei dieser Vorgehensweise Entzündungen und Druckschädigungen des Ringknorpels, der die Hauptstütze des Kehlkopfskelettes darstellt, reduzieren lassen. Um Zugang zur Trachea zu erhalten muss neben Kutis, Subkutis mit Platysma die mediane Faszie der geraden Halsmuskulatur durchtrennt werden. Im Bereich der 2. bis 4. Trachealspange sind die einzelnen Schichten der Rektusmuskulatur (Mm. sternothyreoideus, sternohyoideus und omohyoideus) gut in aller Regel stumpf zu mobilisieren. Der von kranial in die Region ragende Schilddrüsenisthmus kann ebenfalls stumpf nach oben gedrängt werden. Zu beachten ist, dass bei 10 % der Patienten im Bereich des 2. Trachealknorpelringes die aus der Aorta entspringende A. thyroidea ima zum Schilddrüsenisthmus verläuft, die bei dem operativen Vorgehen zu unterbinden und zu durchtrennen ist.

Der operative Zugang zur Trachea

In leichter Hyperreflexion wird das operative Gebiet – soweit im Notfall möglich – unter sterilen Kautelen desinfiziert und mit sterilen Tüchern abgeklebt. Die Inzisionsstelle liegt ca. 2 cm kranial der Sternalgrube, orientiert sich an der Mittellinie des Halses und wird als ca. 5 cm lange Querinzision angelegt. Daran schließt sich die Darstellung der Rektusgruppe an, sowie, wenn notwendig, eine Unterbindung der vorderen Jugularvenenäste. Nach Präparation der Faszie der Rektusgruppe erfolgt eine Mobilisation der Muskelgruppe nach lateral, die das Einsetzen eines Wundspreizers ermöglicht. Danach wird mit einem kleinen Wundhaken der Schilddrüsenisthmus retrahiert bzw. durchtrennt und unterbunden.

Im nächsten Schritt ist die zur Darstellung kommende prätracheale Faszie ausreichend breit zu inzidieren und der 2. oder 3. Trachealring darzustellen. Empfehlenswert erscheint nun die Anlage einer Haltenaht durch den Unterrand des in der Mitte des Präparationsgebietes liegenden Trachealringes. Nach großer kreisförmiger Inzision der Tracheavorderwand im Bereich der 2. und 3. Trachealringes schließt sich die Entfernung des Knorpellappens an.

In Abhängigkeit vom Trachealkanülenmodell wird dann die Trachealkanüle durch das entstandene Fenster der Trachea eingeführt, wenn notwendig der Obturator entfernt, der Cuff geblockt und die Kanüle an das Beatmungssystem konnektiert.

7.2 Chirurgische Koniotomie und Notfallkoniotomie

Klassischer Zugangsweg zur Trachea in der Notfallsituation ist der Zugang durch die Krikothyreoidmembran, die am oberflächlichsten gelegene Stelle des Atemweges unter der Glottisebene. Die Koniotomie kann sowohl konventionell chirurgisch, aber auch als direkte Punktion oder als Seldinger-Draht-gestütztes Verfahren erfolgen. Aufgrund ihrer vergleichsweise hohen Invasivität wird ihre Durchführung dabei nur als ultima ratio empfohlen, wenn andere Maßnahmen fehlschlagen oder nicht ausreichend schnell durchgeführt werden können.

> **!**
> Indikation zur Durchführung einer notfallmäßigen Koniotomie ist die „Cannot intubate, cannot ventilate"-Situation, in der ein Patient weder endotracheal intubiert noch über Maske, supraglottischen Atemweg oder transtracheale Jet-Ventilation adäquat beatmet werden kann.

Aufgrund anatomischer Besonderheiten kann im Einzelfall eine Intubation bereits ohne zusätzliche Erkrankungen oder Verletzungen erschwert, in besonderen Fällen unmöglich sein. Die Unmöglichkeit einer konventionellen orotrachealen Intubation kann neben Tumoren im Bereich der oberen Atemwege auch durch entzündlich oder allergisch bedingte Schwellungen sowie Traumata im Gesichts- und Kieferbereich bedingt sein. Im Rahmen der präklinischen Versorgung kann sich eine endotracheale Intubation aufgrund deutlich limitierter Lagerungsmöglichkeit auch bei Patienten, die unter optimalen Bedingungen in der Klinik orotracheal zu intubieren wären, als nicht praktikabel erweisen.

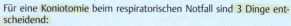

> Für eine Koniotomie beim respiratorischen Notfall sind 3 Dinge ent-
> scheidend:
> 1. Indikationsstellung
> 2. Erfahrung des Durchführenden mit dem zur Verfügung stehen-
>   den Material
> 3. Mut, zeitgerecht zu handeln

Anatomische Grundlagen

Die Koniotomiestelle befindet sich in der unter der Haut tastbaren Lücke zwischen Schild- und Ringknorpel. Prominenteste Struktur in diesem Bereich ist der Schildknorpel (Cartilago thyroidea) mit dem Adamsapfel (Prominentia laryngea). Zwischen Schild- und Ringknorpel spannt sich das Ligamentum cricothyreoideum (Ligamentum conicum). Aufgrund ihrer anatomischen Nähe können die gut vaskularisierte Schilddrüse, die großen Halsgefäße (A. carotis communis, Vv. jugularis interna et externa) sowie der hinter der Trachea liegende Ösophagus im Rahmen einer Koniotomie verletzt werden.

Chirurgische Koniotomie

Zur Durchführung einer chirurgischen Koniotomie werden lediglich ein Skalpell mit spitzer Klinge sowie ein blockbarer Endotrachealtubus der Größe 5,0 mm mit einliegendem Führungsmandrin benötigt (Abb. 7.**1**). Ein Nasenspekulum zum Aufweiten der Koniotomie erscheint hilfreich, ist jedoch nicht zwingend erforderlich.

Zunächst wird mit dem Skalpell die Haut über dem Ligamentum conicum längs inzidiert (ca. 3 cm) und nach digitaler Identifikation das Ligament horizontal eröffnet. Anschließend wird die Eintrittsstelle in die Trachea mittels des abgerundeten Griffes des Skalpells bougiert und dieses in vertikaler Position in situ belassen. Mit dem so platzierten Skalpell kann ein Raum zwischen Schild- und Ringknorpel geschaffen werden; alternativ kann für diesen Zweck natürlich auch ein Nasenspekulum – soweit vorhanden – verwendet werden. Abschließend wird der Tubus mit innen liegendem Führungsdraht eingelegt, vorgeschoben, bis der Cuff verschwindet, und dieser geblockt (Abb. 7.**2**).

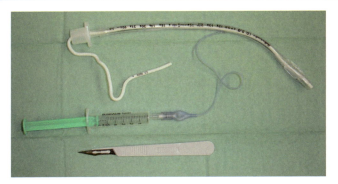

Abb. 7.**1** Zur notfallmäßigen Koniotomie werden lediglich ein Skalpell Nr. 11 sowie ein dünner, blockbarer Endotrachealtubus 5,0–6,0 mm mit Führungsstab benötigt (Quelle: Byhahn und Meininger 2006).

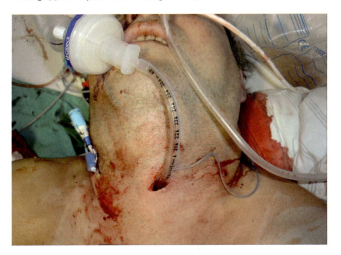

Abb. 7.**2** Nach Eröffnung der Trachea über die Membrana cricothyroidea erfolgt das Einlegen des Endotrachealtubus.

Koniotomie in Einschritttechnik

Ein ausgereiftes und komplikationsarmes Verfahren stellt die Koniotomie in Einschritttechnik mit dem Portex Crico Kit (PCK; Smiths Mediacl Deutschland GmbH, Kirchseeon) dar. Das Set besteht aus einer einzigen Einheit, in der Punktionsnadel, Dilatator bzw. Kanüleneinführhilfe und eine blockbare 6,0 mm Trachealkanüle vereint sind. An der Nadel wird über einen roten Indikatorring die applizierte Kraft dargestellt.

Nach Hautinzision wird das Ligamentum conicum unter Beobachtung des an der Nadel angebrachten Indikatorringes punktiert. Wenn die Punktionsnadel in die Trachea eingedrungen ist, wird bei diesem Set aufgrund des nun auf die Nadelspitze einwirkenden veränderten Widerstandes die Nadelspitze in ihre stumpfe Führungshülse zurückgezogen. Jetzt wird das Instrument 30–40° kaudalwärts gekippt, die aufgeladene Kanüle über den Mandrin eingeführt und die Punktionseinheit, die im Kanülenlumen zu liegen kommt, entfernt.

Ein weiteres Koniotomieset in Einschritttechnik ist das Quicktrach II-Set (VBM Medizintechnik GmbH Sulz a. N.) (Abb. 7.**3**); dieses ist für Erwachsene und Kinder erhältlich.

Koniotomie in Seldinger-Technik

Das am weitesten verbreitete Set zur Durchführung einer dilatativen Koniotomie in Seldinger-Technik ist das Melker-Set (Melker Emergency Cricothyrotomy Catheter Set, Cook Deutschland GmbH, Mönchengladbach). Dieses ist mit den Kanüleninnendurchmessern 4,0 mm, 6,0 mm (jeweils nicht blockbar) sowie einer blockbaren Kanüle mit einem Durchmesser von 5,0 mm erhältlich (Abb. 7.**4**).

Nach einer 15–20 mm langen Inzision der Haut über dem Ligamentum conicum wird unter ständiger Aspiration durch das Ligament die Trachea mit einer teflonummantelten Kanüle und aufsitzender, flüssigkeitsgefüllter Spritze punktiert. Erreicht die Kanülenspitze das Tracheallumen (erkennbar an der freien Aspiration von Luft), werden Spritze und Stahlmandrin entfernt, so dass lediglich der flexible Teflonkatheter intratracheal verbleibt. Anschließend wird ein Seldinger-Draht durch den Katheter vorgeschoben, der Teflonkatheter entfernt und eine Kanüle mit innen liegender Führungshilfe, die gleichzeitig als Dilatator fungiert, über den Draht in die Trachea eingebracht. Nach Entfernen von Draht und Einführhilfe kann der Patient schließlich über die liegende Trachealkanüle beatmet werden.

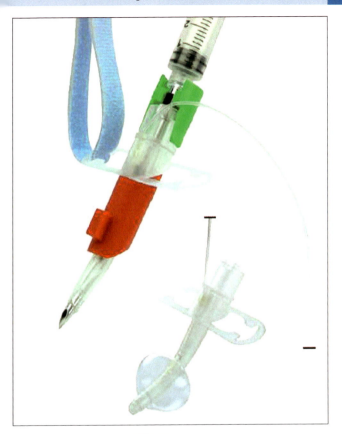

Abb. 7.**3**   Quicktrach II-Koniotomie-Set
(mit freundlicher Genehmigung der VBM Medizintechnik, Sulz a. N.).

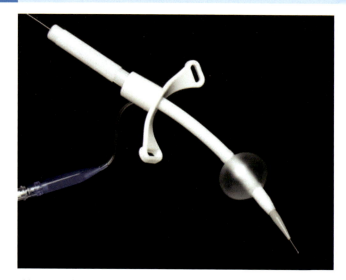

Abb. 7.**4**   Melker Emergency Cricothyrotomy Catheter Set (mit freundlicher Genehmigung von Cook Medical Incorporated, Bloomington, Indiana).

Bei der Koniotomie handelt es sich immer um eine vorübergehende Maßnahme, die Koniotomie muss immer so schnell wie möglich (d. h. innerhalb von Stunden) in eine chirurgische Tracheotomie überführt werden, alternativ ist der Patient oro- oder nasotracheal umzuintubieren. Bei länger belassener Koniotomie können Druckschäden am kranioventralen Rand des Ringknorpels entstehen, diese heilen unter Umständen unter Narbenbildung aus und führen zu zirkulären Einengungen im Bereich des Ringknorpels. Als Spätschäden sind subglottische Trachealstenosen beschrieben. Aufgrund der nicht unerheblichen Komplikationen ist nach Durchführung einer Koniotomie im Intervall ein HNO-ärztliches Konsil durchzuführen.

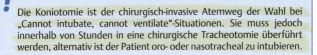

Die Koniotomie ist der chirurgisch-invasive Atemweg der Wahl bei „Cannot intubate, cannot ventilate"-Situationen. Sie muss jedoch innerhalb von Stunden in eine chirurgische Tracheotomie überführt werden, alternativ ist der Patient oro- oder nasotracheal zu intubieren.

8 Seitengetrennte Beatmung

Christian Byhahn

In der modernen Chirurgie und Intensivmedizin gibt es eine Vielzahl von operativen Eingriffen und Krankheitsbildern, die entweder die gänzliche Ausschaltung einer Lunge aus der Ventilation oder eine differenzierte seitengetrennte Beatmung erfordern (Tab. 8.1). Viele chirurgische und intensivmedizinische Therapieoptionen sind überhaupt erst durch die Implementierung einer Seitentrennung der Atemwege möglich geworden.

Tabelle 8.1 Indikationen zur Einlungenventilation oder seitengetrennten Beatmung

Einlungenventilation
- videoassistierte thorakoskopische Chirurgie (VATS)
- total-endoskopische Koronarrevaskularisation (TECAB)
- total-endoskopischer ASD-Verschluss
- minimal-invasive Koronar- (LAST-OP) oder Mitralklappenchirurgie (Chitwood-OP)
- offene Eingriffe an der Lunge
- Ösophaguschirurgie
- Lavage einer gesamten Lungenhälfte (Alveolarproteinose, Inhalation radioaktiver Partikel)
- bronchopleurale Fistel

Seitengetrennte Beatmung
- bronchopleurale Fistel
- Blutung ins Bronchialsystem
- unilaterale Infektion (Abszess, Empyem, Bronchiektasen)

8.1 Seitentrennung der Atemwege mit einem Doppellumentubus

Die Geschichte des heutigen Standardinstrumentes zur Seitentrennung der Atemwege – des doppellumigen Endotrachealtubus (DLT) – geht bis ins Jahr 1939 zurück. Zu dieser Zeit publizierte Paul Gebauer erstmals die Beschreibung eines doppellumigen Katheters aus Gummi zur links-endobronchialen Platzierung im Rahmen der Bronchospirometrie. Ein

Jahrzehnt später entwickelte die Gruppe um Carlens und Björk den Prototypen des modernen DLT, der unter dem Namen Carlens-Tubus bekannt wurde. Dieser noch heute erhältliche Tubus verfügt – da zu dieser Zeit noch keine flexiblen Fiberoptiken zu Lagekontrolle des Tubus zur Verfügung standen – über einen sogenannten Carinasporn, der eine zu tiefe Platzierung der Tubusspitze im linken Hauptbronchus verhindern soll. Weiterentwicklungen führten unter anderem auch zur Konstruktion von rechtsendobronchialen DLT (Bryce-Smith-, White- und Robertshaw-Tubus). Das Modell von Robertshaw, der den Querschnitt durch 2 D-förmige Lumina optimierte, liegt den meisten heute gebräuchlichen DLT zugrunde.

Generell besitzen DLT 2 Beatmungswege sowie 2 getrennte Beatmungsanschlüsse, die entweder über einen Cobb-Konnektor zusammengeschaltet oder getrennt voneinander bedient werden können. Die Spitze des DLT wird je nach Bauart entweder in den linken oder rechten Hauptbronchus eingeführt und der bronchiale Cuff mit 2 ml Luft geblockt. Das proximale – tracheale – Beatmungslumen liegt knapp oberhalb der Carina. Wiederum proximal davon befindet sich der tracheale Cuff (Abb. 8.**1**).

Aufgrund der Anatomie des rechten Hauptbronchus, der bei Erwachsenen mit etwa 2,5 cm erheblich kürzer als der linke ist, würde bei rechtsseitiger Platzierung eines linksendobronchialen DLT der Abgang des rechten Oberlappenbronchus durch den distalen Tubuscuff verlegt werden. Aus diesem Grund verfügt der rechtsendobronchiale DLT über einen S-förmigen bronchialen Cuff, der ein zusätzliches seitliches Loch für die Ventilation des rechten Oberlappens aufweist (Abb. 8.**2**). Diese Öffnung muss mit dem Ostium des rechten Oberlappenbronchus in Deckung gebracht werden.

Größenwahl

DLT stehen in den Größen von 26 bis 41 F (linksendobronchial) bzw. von 35 bis 41 F (rechtsendobronchial) Außendurchmesser zur Verfügung. Generell sollte der größtmögliche Tubus gewählt werden, mit dem die Glottis atraumatisch passiert werden kann. Hierbei hat sich nach Narkoseeinleitung und suffizienter Relaxation zunächst die Evaluation der Glottis mittels direkter Laryngoskopie sowohl im Hinblick auf die Cormack-Lehane-Klassifikation als auch hinsichtlich des interligamentären Abstands bewährt.

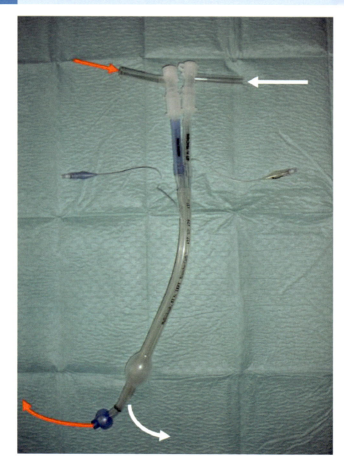

Abb. 8.1   Linksendobronchialer Doppellumentubus „Bronchocath". Die weiße Blockermanschette kommt tracheal, die blaue Manschette im linken Hauptbronchus zu liegen. Das Abklemmen des blauen Schenkels führt zur isolierten Beatmung der rechten Lunge (weiße Pfeile), das Abklemmen des trachealen Schenkels hat die isolierte Beatmung der linken Lunge zur Folge (rote Pfeile).

Bei einer Sicht von Grad IIb oder schlechter nach der modifizierten Klassifikation von Cormack und Lehane sollten bereits primär die Intubation mit einem großlumigen Monolumentubus und die nachfolgende Platzierung eines Endobronchialblockers erwogen werden, da Intubationsprobleme mit DLT bei ungünstigen Sichtverhältnissen unter direkter Laryngoskopie häufig sind und die Gefahr der Atemwegsverletzung bei „blinder" Einführung deutlich ansteigt.

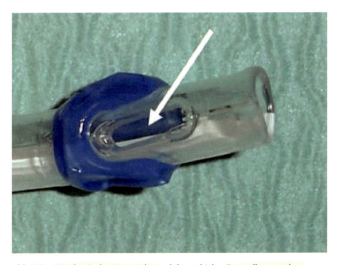

Abb. 8.2   Distales Ende eines rechtsendobronchialen Doppellumentubus. Die zusätzliche Öffnung im bronchialen Ende des Tubus (Pfeil) dient zur Ventilation des rechten Oberlappens.

Tabelle 8.**2**   Anhaltswerte für die Größenauswahl von doppellumigen Endotrachealtuben (DLT) und flexiblen Fiberoptiken (FFO) zur Lagekontrolle und
intraoperativen Bronchoskopie

	Außendurch-messer des DLT (F)	Innendurch-messer der Tubuslumina (mm)	maximaler Außen-durchmesser der FFO (mm)
Kinder	26	3,4	<3,1
	28	3,1	<3,1
	32	3,4	<3,1
Erwachsene <165 cm	35	4,8	3,7
	37	5,1	3,7
165–180 cm	39	5,3	3,7–4,9
>180 cm	41	5,4	3,7–4,9

Ist die Verwendung eines DLT zwingend indiziert (z. B. bei geplanter int-
raoperativer Bronchoskopie der ausgeschalteten Lunge), kann die Einführung des DLT beispielsweise auch unter indirekter laryngoskopischer Sicht
mittels des Bonfils-Intubationsfiberskops erwogen werden.

Der interligamentäre Abstand kann bei entsprechender Erfahrung
ebenfalls zur Abschätzung der Größe des DLT herangezogen werden.
Einen Anhalt für die Auswahl der korrekten Tubusgröße sowie des korres-
pondierenden Fiberskopdurchmessers zur Lagekontrolle oder intraoperativen Bronchoskopie gibt Tab. 8.**2**.

Lagekontrolle

Nach Platzierung des DLT erfolgt zunächst eine auskultatorische Lagekontrolle (Tab. 8.**3**, Tab. 8.**4**) und ggf. eine Lagekorrektur. Bei uneindeutigem
Auskultationsbefund sollte sich unmittelbar eine bronchoskopische Kontrolle der Tubuslage anschließen. Erfolgt die Lagekontrolle ausschließlich
nach klinischen Kriterien, liegt dennoch in 38–78 % der Fälle eine Fehllage
des DLT vor, die jedoch in den wenigsten Fällen Konsequenzen für die Qua-

Tabelle 8.**3** Auskultationsbefund bei korrekter bzw. Fehllage eines links-endobronchialen Doppellumentubus und Blockung beider Cuffs

	linke Lunge		rechte Lunge	
	apikal	Basal	apikal	basal
beide Lumina beatmet				
korrekte Lage	+++	+++	+++	+++
zu tiefe Lage*	(+)	+++	(+)	(+)
tracheale Lage*	+++	+++	+++	+++
seitenverkehrte Lage	+++	+++	(+)	+++
nur bronchiales Lumen beatmet				
korrekte Lage	+++	+++	–	–
zu tiefe Lage	(+)	+++	–	–
tracheale Lage	+++	+++	+++	+++
seitenverkehrte Lage	–	–	(+)	+++
nur tracheales Lumen beatmet				
korrekte Lage	–	–	+++	+++
zu tiefe Lage*	(+)	–	(+)	(+)
tracheale Lage*	(+)	(+)	(+)	(+)
seitenverkehrte Lage	+++	+++	(+)	–

* Beatmung häufig erschwert oder unmöglich
+++: regelrechtes Atemgeräusch, ++: Atemgeräusch abgeschwächt,
(+): Atemgeräusch abgeschwächt, evtl. fehlend, –: kein Atemgeräusch

lität der Beatmung und chirurgischen Exposition hat. Dennoch sollte – insbesondere beim weniger geübten Anwender – die korrekte Tubuslage nach abschließender Lagerung des Patienten auch bronchoskopisch bestätigt werden.

Tabelle 8.**4** Auskultationsbefund bei korrekter bzw. Fehllage eines rechtsendobronchialen Doppellumentubus und Blockung beider Cuffs

	linke Lunge		rechte Lunge	
	apikal	Basal	Apikal	basal
beide Lumina beatmet				
korrekte Lage	+++	+++	+++	+++
zu tiefe Lage*	(+)	(+)	(+)	+++
tracheale Lage*	+++	+++	+++	+++
seitenverkehrte Lage	+++	+++	+++	+++
nur bronchiales Lumen beatmet				
korrekte Lage	–	–	+++	+++
zu tiefe Lage*	–	–	–	++
tracheale Lage*	++	++	++	++
seitenverkehrte Lage*	+++	+++	–	–
nur tracheales Lumen beatmet				
korrekte Lage	+++	+++	–	–
zu tiefe Lage*	(+)	(+)	(+)	(+)
tracheale Lage*	(+)	(+)	(+)	(+)
seitenverkehrte Lage	–	–	+++	+++

Beatmung häufig erschwert oder gänzlich unmöglich
+++: regelrechtes Atemgeräusch, ++: Atemgeräusch abgeschwächt,
(+): Atemgeräusch deutlich abgeschwächt, evtl. fehlend, –: kein Atemgeräusch

In jedem Fall obligat ist die bronchoskopische Lagekontrolle bei der Anwendung rechtsendobronchialer Tuben.

Bei der fiberoptischen Lagekontrolle geht man mit dem Bronchoskop zunächst in das tracheale Lumen ein. Hierbei müssen – unabhängig von der Art des gewählten DLT – die Trachealbifurkation sowie der im jeweiligen Hauptbronchus zu liegen kommende distale Anteil des Tubus sichtbar sein. Bei Blockung des bronchialen Cuffs sollte dieser von der Trachea aus ebenfalls noch im Bronchus zu sehen sein.

Im nächsten Schritt wird der Tubus durch das bronchiale Lumen inspiziert. Bei einem linksendobronchialen DLT blickt man hierbei auf die erste Bifurkation des linken Hauptbronchus. Im Falle eines rechtsendobronchialen DLT wird zunächst an der lateralen Wand in Höhe des Cuffs eine Öffnung sichtbar, die sich mit dem rechten Oberlappenbronchus decken muss. Der Blick aus dem distalen Ende des Tubus zeigt dann die Abgänge zum rechten Mittel- und Unterlappen.

Kontraindikationen

Die Kontraindikationen für die Verwendung von Doppellumentuben sind in Tab. 8.5 dargestellt. Liegen entsprechende Kontraindikationen vor oder gelingt die Platzierung eines DLT nicht, stehen verschiedene Endobronchialblocker zur Seitentrennung der Atemwege zur Verfügung.

Tabelle 8.5   Kontraindikationen zur Verwendung von Doppellumentuben

- schwieriger Atemweg
- primäre fiberoptische Intubation
- Aspirationsrisiko, Rapid Sequence Induction
- Kinder und Jugendliche < 30 kg
- Trachealstenose
- große luminale Tumoren
- fehlende Apnoetoleranz, z. B. kritisch kranke Patienten

8.2   Seitentrennung der Atemwege mit einem Endobronchialblocker

Bronchusblocker sind vor allem dann indiziert, wenn Kontraindikationen gegen die Verwendung von Doppellumentuben vorliegen, deren Platzierung nicht gelingt oder die selektive Blockung von Lungenlappen oder -segmenten erforderlich ist. Hierzu stehen verschiedene Verfahren zur Verfügung.

Embolektomiekatheter nach Fogarty

Fogarty-Katheter sind in einer Vielzahl von Größen und Längen erhältlich und erlauben somit den selektiven Verschluss eines Haupt- oder Segmentbronchus bei Patienten nahezu beliebiger Körpergröße. Die Einführung erfolgt über einen endotracheal platzierten Monolumentubus. Problematisch ist bei Fogarty-Kathern jedoch eine fehlende Führung, das heißt, die Katheterspitze kann quasi nicht in eine bestimmte Richtung gelenkt werden, was die Platzierung schwierig oder bisweilen unmöglich macht. Der klassische Fogarty-Katheter besitzt darüber hinaus kein Innenlumen, so dass die Deflation der nicht beatmeten Lunge nur sehr langsam über eine Sauerstoffresorption erfolgt und zudem weder ein Absaugen noch die CPAP-Applikation möglich sind. Aus diesem Grund gilt der Einsatz von Fogarty-Kathetern zur Bronchusblockade bei Vorhandensein entsprechender Alternativen heute als obsolet.

Univent-Tubus

Beim Univent-Tubus handelt es sich um einen funktionellen Monolumentubus mit einem in ein zweites Lumen integrierten Blocker. Der Tubus wird endotracheal platziert und der Blocker unter bronchoskopischer Sicht in den linken oder rechten Hauptbronchus vorgeschoben. Die Vorteile des Univent-Tubus gegenüber einem Doppellumentubus liegen in einem günstigeren Verhältnis zwischen Innen- und Außendurchmesser sowie der konventionellen endotrachealen Intubation. Eine Umintubation am Ende der Operation im Falle einer Nachbeatmung ist nicht erforderlich; hierzu muss lediglich der Blocker zurückgezogen werden.

Potenzielle Nachteile des Univent-Tubus ergeben sich aus dem dünnen Lumen des Blockers. Denn dadurch sind die Möglichkeiten zur Absaugung erheblich eingeschränkt und auch die Deflation der nicht beatmeten Lunge vollzieht sich langsam und unter Umständen nur suboptimal. Weiterhin neigt die Blockerspitze zur Dislokation und muss dann unter bronchoskopischer Sicht neu platziert werden.

Arndt-Endobronchialblocker

Die geschilderten Probleme der bis dato erhältlichen alternativen Gerätschaften zur Einlungenventilation führten 1999 zur Entwicklung des
„Wire-Guided Endobronchial Blockers", der nach dem Namen seines Ent-
wicklers üblicherweise als Arndt-Endobronchialblocker bezeichnet wird.
Der Arndt-Blocker ist ein doppellumiger Katheter, der in Größen von 5, 7
und 9 F Außendurchmesser erhältlich ist. Das dünnere Lumen dient zur
Inflation des Cuffs an der Blockerspitze, während das dickere Lumen
eine doppelläufige Gewebeschnur enthält, die an der Spitze des Blockers
als Schlinge austritt und zur Führung des Blockers dient (Abb. 8.**3**).

Der Blocker wird über einen endotracheal platzierten Monolumentubus eingeführt, auf den ein im Blockerset enthaltener Multiport-Adapter
aufgesetzt wird. Über einen Port wird das Bronchoskop eingeführt, über

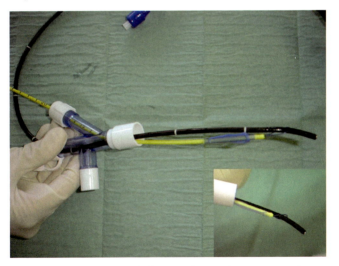

Abb. 8.**3**   Arndt-Endobronchialblocker mit Multiport-Adapter. Die Koppelung an
ein flexibles, pädiatrisches Bronchoskop erfolgt über die Schlaufe am distalen
Ende, s. kleines Bild (Kleines Bild mit freundlicher Genehmigung von Cook
Medical Incorporated, Bloomington, Indiana).

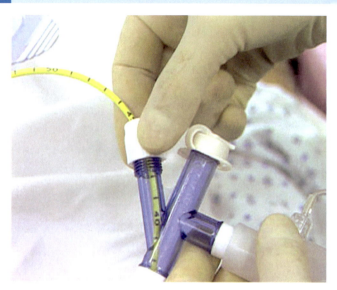

Abb. 8.**4** Einführen des Arndt-Endobronchialblockers über den Seitenport (links) des Multiport-Adapters. Das flexible Bronchoskop wird über den anderen Port eingeführt. Schließlich erfolgt die Konnexion des Beatmungssystems an den ISO-Konnektor (rechts) (mit freundlicher Genehmigung von Cook Medical Incorporated, Bloomington, Indiana).

den zweiten Port der Blocker und an den dritten Port wird die Beatmung konnektiert (Abb. 8.**4**). Die Spitze des Bronchoskops wird durch die Schlinge am distalen Blockerende geführt. Nun kann das zu blockende Segment des Bronchialsystems bronchoskopisch aufgesucht werden. Der Blocker wird hierbei – abhängig davon, ob die Schlaufe stramm angezogen wird oder nicht – entweder direkt mit dem Bronchoskop mittransportiert oder kann später über das liegende Bronchoskop in den jeweiligen Abschnitt der Bronchialsystems vorgeschoben werden. Sobald die Blockerspitze bronchoskopisch sichtbar wird, wird das Bronchoskop in die Trachea zurückgezogen. Nach Inflation des Blockercuffs erfolgt die Lagekontrolle und -korrektur (Abb. 8.**5a–c**). Üblicherweise liegt der Blocker

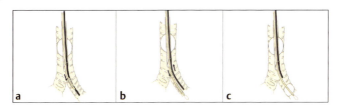

Abb. 8.**5a–c**   Einführen der Bronchoskop-Blockereinheit durch einen Monolumen-Endotrachealtubus in den zu blockenden Abschnitt des Bronchialsystems (**a**). Vorschieben des Blockers über die Bronchoskopspitze, so dass die Schlinge sichtbar wird (**b**). Schließlich Zurückziehen des Bronchoskops in die Trachea, Blockung des Ballons und Lagekontrolle (**c**) (mit freundlicher Genehmigung von Cook Medical Incorporated, Bloomington, Indiana).

initial zu tief und muss unter bronchoskopischer Sicht etwas zurückgezogen werden. Nach korrekter Positionierung erfolgt das Zudrehen eines entsprechenden Ventils am Blockerport des Multiport-Adapters, wodurch der Blocker in seiner Position fixiert wird.

Zu Beginn der Einlungenventilation wird die Gewebeschlinge aus dem dickeren Innenlumen entfernt und der Cuff am Ende der Exspiration insuffliert bzw. – wenn vertretbar – nach einer Apnoephase von etwa 20–30 Sekunden vor Wiederaufnahme der Beatmung, um eine möglichst rasche Deflation der Lunge zu erreichen. Über einen Adapter, der an diesem Lumen konnektiert werden kann, ist die suffiziente CPAP-Applikation möglich. Nachteilig ist beim Arndt-Blocker, ebenso wie beim Univent-Tubus, die nur eingeschränkt mögliche Absaugung.

Zur Beendigung der Einlungenventilation wird der Cuff entblockt. Der Blocker kann nun entweder entfernt oder in seiner Position belassen werden, um eine erneute Einlungenventilation durchzuführen. Zu beachten ist, dass das Wiedereinführen der Gewebeschlinge in das Blockerlumen gegenwärtig nur beim 9F-Blocker möglich ist. Da sich der Blocker ohne bronchoskopische Führung nur äußerst schwer dirigieren lässt, sollte die Schlinge daher erst nach definitiver Platzierung des Blockers entfernt werden.

Der 5F-Blocker erlaubt in Kombination mit einem entsprechend dünnen Bronchoskop auch die Platzierung bei kleinen Kindern, Säuglingen und sogar Frühgeborenen, für die keine entsprechend klein dimensionierten Doppellumentuben zur Verfügung stehen.

Neben der Möglichkeit der Blockerplatzierung durch einen konventionellen Endotrachealtubus unter kontinuierlicher Beatmung des Patienten über den Beatmungsport des Multiport-Adapters bietet der Arndt-Blocker über die bronchoskopische Führung sowie seine Länge von 65 bzw. 78 cm die Möglichkeit der Platzierung in nahezu jedem beliebigen Abschnitt des Bronchialsystems, was insbesondere in der Intensiv- und Notfallmedizin von Bedeutung ist.

Cohen-Endobronchialblocker

Beim „Cohen Tip Deflecting Endobronchial Blocker" handelt es sich um einen ähnlich dem Arndt-Blocker konzipierten doppellumigen Katheter mit einem Außendurchmesser von 9 F. Das größere Lumen, das beim Arndt-Blocker die Führungsschlinge enthält, ist jedoch leer und dient ausschließlich der Deflation der Lunge sowie der CPAP-Applikation.

Die Positionierung des Cohen-Blockers erfolgt analog der des Arndt-Blockers über den Multiport-Adapter unter bronchoskopischer Sicht durch eine Flexion der Blockerspitze, die über Rädchen am proximalen Ende des Blockers gesteuert werden kann (Abb. 8.**6a–d**). Da der Blocker erst seit kurzer Zeit erhältlich ist, liegen bislang nur vereinzelte klinische Erfahrungsberichte vor.

Wahl der richtigen Tubus- und Bronchoskopgröße

Um den Arndt- oder Cohen-Endobronchialblocker zusammen mit dem Bronchoskop ungehindert durch einen Endotrachealtubus vorschieben zu können, ist die Kenntnis der zu wählenden Blocker-, Bronchoskop- und Tubusdurchmesser erforderlich. Diese können Tab. 8.**6** entnommen werden. Erlauben die zur Verfügung stehenden Größen eine gemeinsame Passage von Blocker und Bronchoskop nicht, wird zunächst das Bronchoskop am Endotrachealtubus vorbei in die Trachea eingeführt. Im zweiten Schritt erfolgt dann das Vorschieben des Blockers über den Multiport-Adapter und durch den Tubus in die Trachea, bis die Schlaufe des Blockers bronchoskopisch in der Trachea detektiert werden kann. Nunmehr dirigiert man das Bronchoskop in der Trachea durch die Schlaufe des Blockers und geht weiter vor wie eingangs beschrieben. Diese Technik findet insbesondere bei Kindern und Säuglingen Anwendung, die mit kleinkalibrigen Endotrachealtuben intubiert werden müssen.

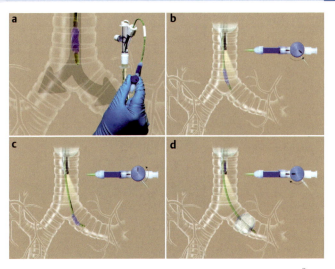

Abb. 8.**6a–d**   Endobronchialblocker nach Cohen mit flektierbarer Spitze. Über den Multiport-Adapter wird der Blocker zunächst in einen Monolumen-Endotrachealtubus eingeführt (**a**). Ein flexibles pädiatrisches Bronchoskop wird durch den zweiten Port in der Trachea vorgeschoben. Mittels des Steuerrads kann die Spitze des Blockers nun unter Sicht in die gewünschte Richtung flektiert werden (**b**). Vorschieben des flektierten Blockers unter kontinuierlicher Sicht in den gewünschten Abschnitt des Bronchialsystems (**c**). Zurücksetzen der Blockerspitze in Neutralposition, Blocken des Ballons und bronchoskopische Lagekontrolle (**d**) (mit freundlicher Genehmigung von Cook Medical Incorporated, Bloomington, Indiana).

8.3 Hypoxämiemanagement

Unter Einlungenventilation (ELV) kommt es stets zu einem signifikanten Abfall des PaO_2, dessen Ausmaß individuell jedoch nicht vorhergesagt werden kann. Während eine präoperative Lungenfunktionsprüfung diesbezüglich keine prädiktive Aussagekraft besitzt, kann eine BGA – entweder unter Raumluft oder unter Beatmung beider Lungen – einen gewissen Anhalt für die Toleranz des Patienten gegenüber der ELV geben. Der Einfluss von intravenösen und inhalativen Anästhetika auf die HPV konnte zwar vielfach tierexperimentell nachgewiesen werden, die Diskussion um die klinische Auswirkung am Patienten ist jedoch eher von philosophischer Natur.

Tabelle 8.**6**   Kompatibilitätschart (dunkelgrau) für Endobronchialblocker verschiedener Größe in Abhängigkeit des Tubus- und Bronchoskopdurchmessers. Hellgrau hinterlegte Kombinationen erfordern ein Entlangführen des Bronchoskops außerhalb des Tubus

Arndt-Endobronchialblocker 5 F					
Tubusinnen-durchmesser	Bronchoskopdurchmesser				
	1,8–2,1 mm	3,1 mm	3,4 mm	4,0 mm	4,8 mm
3,0 mm					
3,5 mm					
4,0 mm					
4,5 mm					
5,0 mm					
5,5 mm					
6,0 mm					
6,5 mm					
7,0 mm					

Arndt-Endobronchialblocker 7 F

Tubusinnen-durchmesser	Bronchoskopdurchmesser				
	1,8–2,1 mm	3,1 mm	3,4 mm	4,0 mm	4,8 mm
6,0 mm					
6,5 mm					
7,0 mm					
7,5 mm					
8,0 mm					
8,5 mm					
9,0 mm					
9,5 mm					

Arndt-Endobronchialblocker 9 F
Cohen-Endobronchialblocker 9 F

Tubusinnen-durchmesser	Bronchoskopdurchmesser				
	1,8–2,1 mm	3,1 mm	3,4 mm	4,0 mm	4,8 mm
6,0 mm					
6,5 mm					
7,0 mm					
7,5 mm					
8,0 mm					
8,5 mm					
9,0 mm					
9,5 mm					

Pathophysiologie

Für die meisten chirurgischen Eingriffe, die unter ELV vorgenommen werden, ist eine 90°-Seitenlagerung des Patienten erforderlich. Während in Rückenlage oder im Stehen beide Lungenflügel gleichermaßen mit jeweils 50 % des Herzzeitvolumens (HZV) durchströmt werden, verändert sich die Perfusion in Seitenlage aufgrund der Gravitation bereits zugunsten der unteren Lunge. Erfolgt nun die Nichtbeatmung der oberen, schwerkraftbedingt schlechter perfundierten Lunge, kommt es zur hypoxisch-pulmonalen Vasokonstriktion (HPV) und somit über einen erhöhten pulmonalarteriellen Widerstand zu einer weiteren Umverteilung des HZV zugunsten der unteren, beatmeten Lunge. Alleine aufgrund dieser physiologischen und physikalischen Stellgrößen und einer Erhöhung der FiO$_2$ auf 1,0 wird eine ELV von vielen Patienten ohne weitere Maßnahmen toleriert.

PEEP auf die beatmete Lunge

Die Anwendung von positiv-endexspiratorischem Druck (PEEP) auf die beatmete, untere Lunge führt zu einer Zunahme der funktionellen Residualkapazität durch Kaudalverlagerung des Zwechfells und somit zunächst häufig zu einer Verbesserung der Oxygenierung. Allerdings bewirkt PEEP auch eine Kompression der Lungenstrombahn mit Erhöhung des pulmonalarteriellen Widerstands in der beatmeten Lunge. Dies kann zu einer Umverteilung des Blutflusses in die nicht ventilierte Lunge führen, so dass die sich die Oxygenierung verschlechtert. Der additive Effekt dieser beiden Mechanismen ist individuell nicht vorhersehbar und muss klinisch beurteilt werden.

CPAP auf die nicht beatmete Lunge

Wird auf die obere, nicht ventilierte Lunge ein kontinuierlicher, positiver Atemwegsdruck (CPAP) mit 100 % Sauerstoff und einem Fluss von 1–2 l/min appliziert, führt dies üblicherweise über den Mechanismus der apnoischen Diffusionsoxygenierung zu einer deutlichen Erhöhung des PaO$_2$, da nun auch das die nicht beatmete Lunge durchströmende Blut in einem gewissen Ausmaß oxygeniert wird. Die Applikation von CPAP ist nicht nur über einen DLT, sondern auch – allerdings in geringerem Ausmaß – über das Lumen der Arndt- und Cohen-Endobronchialblocker möglich. Hierbei muss jedoch beachtet werden, dass es aufgrund des geblockten Ballons des Endobronchialblockers, der das Ein- und Abströmen von Luft aus der nicht ventilierten Lunge verhindert, zu einem Barotrauma der Lunge kommen kann.

Steht ein CPAP-Gerät nicht zur Verfügung, kann behelfsweise Sauerstoff über einen in das Lumen des DLT eingebrachten Absaugkatheter appliziert werden. Da hierbei jedoch kein kontinuierlicher positiver Druck aufgebaut werden kann, führt diese Technik nach einer initialen Verbesserung der Oxygenierung durch die Ausbildung von Resorptionsatekeltasen bisweilen wieder zu einer Abnahme des PaO_2.

Algorithmus

Bei einer Hypoxämie unter ELV trotz Beatmung mit 100 % Sauerstoff müssen zunächst eine Tubusdislokation und eine Sekretverlegung des Tubuslumens oder der Bronchien durch fiberoptische Kontrolle ausgeschlossen werden. Gegebenenfalls ist ein Absaugen von Sekret erforderlich. Persistiert die Hypoxämie, erfolgt zunächst die Applikation von 5 mbar PEEP auf die beatmete Lunge. Bei ausbleibender Verbesserung oder sogar Verschlechterung der Oxygenierung wird ein CPAP von 5 mbar mit Sauerstoff auf die nicht ventilierte Lunge gegeben. Gegebenenfalls können PEEP und CPAP sequenziell in 5-mbar-Schritten erhöht werden. Die Applikation von CPAP auf die nicht beatmete Lunge sollte – insbesondere bei videoassistierten Eingriffen – mit dem Operateur abgesprochen werden, da es durch die Entfaltung der Lunge zu einer deutlichen Verschlechterung der Operationsbedingungen kommen kann. Führen auch diese Maßnahmen nicht zu einer akzeptablen Oxygenierung, kann eine intermittierende Beatmung beider Lungen oder sogar die Fortführung des Eingriffs in Doppellungenbeatmung erforderlich werden. Als ultima ratio kann durch den Operateur eine Drosselung oder Unterbindung des Blutflusses der A. pulmonalis der nicht beatmeten Lungen vorgenommen werden, um so eine Erhöhung der Perfusion der ventilierten Lunge zu erreichen. Diese Maßnahme führt zu einer schlagartigen Verbesserung der Oxygenierung, geht jedoch mit einer akuten Rechtsherzbelastung einher und sollte nur unter engmaschigem hämodynamischem Monitoring durchgeführt werden. Ein Algorithmus zum Hypoxämiemanagement unter ELV ist in Abb. 8.**7** dargestellt.

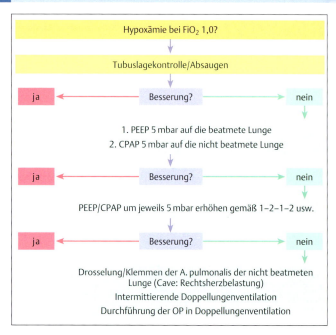

Abb. 8.**7**   Algorithmus zum Hypoxämiemanagement unter Einlungenventilation.

Pharmakologische Therapieoptionen der Hypoxämie unter ELV um-
fassen einerseits die intravenöse Gabe von Almitrin, einem peripheren
Chemorezeptoragonisten, der eine profunde pulmonale Vasokonstriktion
bewirkt. Durch inhalative Verabreichung eines selektiven pulmonalen
Vasodilatators, z. B. Stickstoffmonoxid oder Iloprost, wird andererseits
die Aufhebung der Almitrin-induzierten pulmonalen Vasokonstriktion
in der beatmeten Lunge bewirkt und somit die Oxygenierung durch
Umverteilung des Blutflusses zugunsten der ventilierten Lunge deutlich
verbessert.

9 Jet-Ventilation (tracheale Sauerstoffinsufflation)

Uwe Klein

Die Jet-Ventilation (JV) eignet sich besonders für diagnostische und operative Eingriffe an Kehlkopf und Trachea sowie den großen Atemwegen, wenn der Tubus bei herkömmlicher Beatmung wegen des Platzbedarfs für den Operateur hinderlich oder die Ventilation durch Eröffnung der Atemwege nicht möglich ist. Eine weitere Domäne der JV ist die Anwendung starrer Rohre (Bronchoskope, Laryngoskope).

Die JV trägt außerdem zur Problemlösung bei schwierigem Atemweg bei, wenn Intubation, supraglottische Atemwegshilfen und chirurgische Techniken (Koniotomie oder Tracheotomie) nicht möglich oder nachteilig sind. Dabei haben besonders 2 Methoden Bedeutung, die hier näher erörtert werden:

- die transtracheale oder translaryngeale JV mittels geeigneter Katheter,
- JV in Kombination mit der Anwendung starrer Rohre.

9.1 Charakteristik der JV

Die Jet-Ventilation wird zumeist durch in die genutzten Rohre eingebrachte, supraglottisch angeordnete Kanülen (**supraglottische JV**) oder durch intratracheal bzw. bronchial platzierte Katheter (**infraglottische JV**) praktiziert.

> **!**
> Jet-Ventilation bedeutet die gepulste, durch englumige Röhren in die Atemwege gerichtete Abgabe von Gasportionen hoher kinetischer Energie.

Voraussetzung für die JV sind geeignete Geräte mit regelbarer Druckgasquelle, die Abstrahldrücke zwischen 1 und 4 Bar ermöglichen. Neben hochentwickelten Geräten zur maschinellen JV kommen insbesondere für den dringend erforderlichen Einsatz technisch auch einfach gehaltene, manuell steuerbare Instrumente zur Anwendung (Abb. 9.**1**, Abb. 9.**2**).

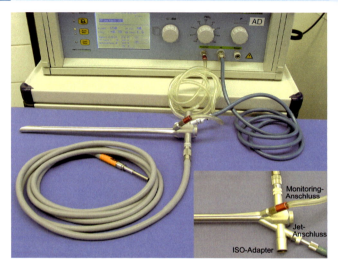

Abb. 9.**1** Vorbereitung einer starren Tracheoskopie mittels maschinell gesteuerter Jet-Ventilation. Am Kopf des starren Rohres sind neben der Konnektierung mit dem Lichtleitkabel Anschlüsse für den Jet-Applikator (Gaszuführung über den blauen Schlauch), für das Druck- bzw. Atemgas-Monitoring (hier rot) sowie ein ISO-Adapter zur wahlweisen Sauerstoffinsufflation erkennbar.

Technische Daten:
- JV kann klinisch mit **Impulsfrequenzen** von 10–600 /min erfolgen. Frequenzen über 1 Hz bedeuten Hoch-Frequenz-Jet-Ventilation (HFJV). Superponierte JV ist die gleichzeitige Kombination nieder- und hochfrequenter Applikation. Hintergrund hierfür ist, dass differenziert mittels niedriger Jet-Frequenz die CO_2-Elimination und mittels hoher Jet-Frequenz, durch entstehenden Auto-PEEP, die Oxygenierung gesteuert werden kann. Diese spezielle Anwendung wurde für die tubuslose Mikro-Laryngoskopie als alternative supralaryngeale Technik von Aloy inauguriert.
- Durch entstehenden Unterdruck an der Jet-Austrittsöffnung wird im Sinne des Venturi-Effekts Luft aus der Umgebung mitgerissen, was als

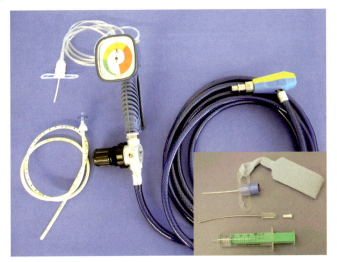

Abb. 9.**2** Manuell gesteuerte Jet-Ventilation (Manujet III) in Verbindung mit dem Punktionsset nach Ravussin (VBM Medizintechnik GmbH, Sulz, Deutschland). Bei Bedarf können auf diese Weise auch andere Applikatoren, hier Tubuswechselkatheter (Airway exchange catheter; Cook Deutschland GmbH) eingesetzt werden (siehe auch Abb. 9.**4**). Der Universaladapter erlaubt die Konnektierung an eine Sauerstoff- oder Druckluftquelle. Geräteseitig ist allein die Höhe des Abstrahldrucks zu regeln (maximal 4 bar). Die farbig kodierten Druckbereiche am Manometer geben, um Überblähungen vorzubeugen, geeignete Druckbereiche für die JV bei Säuglingen, Kindern oder Erwachsenen vor. Sie dienen jedoch nur zur Orientierung für die JV in der Kombination von Manujet mit dem Ravussin-Set.

sog. **Entrainment** das freigesetzte Gasvolumen vermehrt. Unter JV werden so **Gasvolumina** zwischen 10 und 30 Litern transportiert.

- Der **pulmonale Gaswechsel** unter HFJV erfolgt mit ansteigender Jet-Frequenz zunehmend kontinuierlich, ohne die für die Belüftung der Lunge sonst typische Trennung nach In- und Exspiration. Dabei ergeben sich Tidalvolumina, die deutlich unter dem Volumen des physiologischen Totraums liegen können. Die Frischgasportionen dringen vornehmlich im Zentrum der Atemwege vor, das Exspirationsgas entweicht gleichzeitig vorwiegend wandnah. Dieser simultane, koaxiale Ein- und Ausstrom sowie die durch den energiereichen Jet-Strahl bedingte Verlagerung der Gasaustauschzone nach peripher sind wesentliche Merkmale für den effektiveren Gastransport unter JV.

- Frequenzabhängig verkürzt sich die **Ausatemzeit**, wobei der Atemwegsdruck ansteigen kann.
- Bei Jet-Frequenzen über 200/min wird die Volumenverschiebung so gering, dass atemsynchrone Lungen- und Thoraxbewegungen immer weniger bemerkbar werden (**relative Ruhigstellung**).

9.2   Steuerung des Gasaustausches bei JV

Der Gaswechsel bei Jet-Ventilation wird bestimmt:
- geräteseitig von
  - Abstrahldruck
  - Beatmungsfrequenz
  - Impulsdauer
  - FiO_2
- vom Jet-Applikator (Katheter, Kanülen)
- patientenseitig im Wesentlichen von
  - Compliance
  - Resistance

Eine **Änderung des Abstrahldruckes** sowie auch der **Inspirationszeit** (Impulsdauer) bewirkt eine gleichsinnige Änderung des freigesetzten Gasvolumens. Damit wird in erster Linie die CO_2-Elimination, in zweiter Linie die Oxygenierung beeinflusst. Eine höhere Inspirationszeit kann, insbesondere unter HFJV, durch Verkürzung der Ausatemphase und zunehmenden Auto-PEEP zur CO_2-Retention führen, die Oxygenierung jedoch auch unterstützen.

Die **Steigerung der Jet-Frequenz** trägt somit weniger zur CO_2-Elimination bei, hat allerdings im Moment des Entstehens von Auto-PEEP infolge der Zunahme des intrapulmonalen Druckes umso mehr Bedeutung für die Oxygenierung.

Die **FiO_2**, naturgemäß bestimmend für die Oxygenierung, ergibt sich aus der Sauerstoffkonzentration im freigesetzten Jet-Gas und der über Entrainment beigemischten Umgebungsluft. Das **Entrainment** kann abhängig von Volumen und kinetischer Energie des Jet-Strahles sowie den Widerständen des beatmeten Systems sehr schwanken und von wenigen bis zu hohen Prozentanteilen am letztlich die Lunge erreichenden Beatmungsvolumen betragen. Dadurch wird die FiO$_2$, aber auch die Ventilation entscheidend mitbestimmt.

Der **Jet-Applikator** hat, abhängig von Länge und Querschnitt (Einfluss auf Jet-Volumen) sowie seiner Position in den Atemwegen (Einfluss auf das Entrainment), entscheidend Einfluss auf die Ventilation. Bei supraglottischer JV über in starre Bronchoskope eingebrachte kurze, relativ weitlumige Metallkanülen ist so der die tieferen Atemwege erreichende Gasstrom bei identischem Abstrahldruck höher als bei translaryngealer JV über längere, dünnlumige Plastik-Jet-Katheter.

Eine Veränderung der **Compliance** von Thorax und Lunge des Patienten führt zu einer gleichsinnigen Änderung des effektiven Beatmungsvolumens. Eine Änderung der **Resistance** der Atemwege wirkt sich gegenläufig auf das Atemvolumen aus.

Das praktisch nicht messbare effektive **Beatmungsvolumen** ist somit Resultat des Zusammenspiels aller genannten Faktoren. Es kann selbst während eines Eingriffs erheblichen Schwankungen unterworfen sein. Diese Unwägbarkeit erfordert eine subtile **klinische Überwachung**, die wann immer möglich durch Pulsoxymetrie, endtidale bzw. transkutane CO$_2$-Messung oder Blutgasanalyse ergänzt werden sollte.

> **!** Das effektive **Beatmungsvolumen** ist unter JV nicht messbar und kann selbst während eines Eingriffs erheblichen Schwankungen unterworfen sein.

9.3 Klinische Bedeutung typischer Charakteristika der JV

- Der pulmonale Gaswechsel erfolgt vergleichsweise zur IPPV bei **niedrigeren Beatmungsdrücken**.
  → Bedeutung bei differenzierter Beatmung von Patienten mit pulmonalen Leckagen.
- JV ist ohne gasdichte Verbindung zwischen Beatmungsgerät und beatmetem System effektiv (sog. **lose Kopplung**).
  → Vorteil der JV bei interventionellen bronchologischen Eingriffen mittels **starrer Bronchoskopie** (Fremdkörperentfernung, Platzierung von Stents, Laseranwendung, Eingriff bei Blutungen, Gewebeabtragung

etc.), da die Beatmung unabhängig vom operativen Vorgehen am offenen Rohr kontinuierlich, ohne wechselseitige Behinderung erfolgen kann.

- Verbesserte **Sicht- und Operationsbedingungen** bei räumlicher Begrenzung.
  → Erklärt den Schwerpunkt der JV für laryngeale Eingriffe, wo ein Tubus oft hinderlich ist, sowie für Eingriffe an der Trachea, aber auch bei der bronchoplastischen Chirurgie (hier besonders, wenn bei Einlungenventilation distal der Bronchialeröffnung liegende Lungenabschnitte auf der stillgelegten Seite in den Gasaustausch einbezogen werden sollen).

- Zunehmend **Ruhigstellung von Atemwegen und Lunge**, je höher die Impulsfrequenz unter HFJV ist.
  → Vorteil bei endoskopischer Laseranwendung in den Atemwegen, da bessere Zieleffektivität.

- **Barotrauma bei JV**
  → Diesbezüglich gilt es zu differenzieren, welche räumliche Beziehung Jet-Austrittsöffnung und Hindernis zueinander haben:
  – Ein **Hindernis aboral des Jet-Austritts**, z. B. Fremdkörper, Trachealstenose, Tumor oder eingebrachte Instrumente bei supraglottischer JV mittels starrer Bronchoskopie, stellt kaum ein Risiko dar, vielmehr aber die Gefahr der eingeschränkten Ventilation, da schon der Gaseinstrom in die Lunge behindert ist.
  – Bei einem **Hindernis oral** des Jet-Austritts, z. B. Tumor oder Glottisverlegung bei infraglottischer transtrachealer JV, kann die resultierende Abstrombehinderung bereits nach wenigen Jet-Impulsen zu Überblähung und Barotrauma führen. Dies ist speziell beim Einsatz der JV bei schwierigen Atemwegsverhältnissen zu beachten.

> **!** Um Schäden durch eine Abstrombehinderung mit Überblähung und evtl. Barotrauma zu vermeiden, wird der Abstrahldruck grundsätzlich von niedrigen Bereichen ausgehend sukzessive erhöht, bis der gewünschte Beatmungseffekt erreicht ist.

9.4 Trachealer Zugang bei schwierigem Atemweg

Transkrikothyroidale (-tracheale) Katheterpunktion

Durch transkutane Tracheapunktion und nachfolgend transtrachealer JV mittels englumiger Kathetersysteme, z. B. nach Ravussin, kann zumindest temporär ein sicherer Atemweg hergestellt werden (Abb. 9.**2**).

Indikationen

Indikation für die transkrikothyroidale Katheterpunktion ist eine vorhandene oder drohende pharyngolaryngeale Obstruktion, die jedoch nicht komplett sein darf (z. B. bei Chirurgie, Larynx-Trauma, Tumor, Entzündung, Infektion oder Allergie). Die Methode wird im Vergleich zu anderen transtrachealen Techniken auch für Kinder unter 10 Jahren empfohlen.

Vorteile

Vorteile der Methode sind der geringe Zeitaufwand und die relativ geringe Invasivität sowie die ohne Zeitverzug mögliche Beatmung. Die Punktion ist auch im Wachzustand unter lokaler Infiltrationsanästhesie möglich. Dies spricht für den Einsatz in Notsituationen wie „cannot intubate – cannot ventilate".

Anwendung

Für die transtracheale JV sind vorzugsweise spezielle Katheter nach Ravussin geeignet (Abb. 9.**2**). Sie bestehen aus einem Stahlmandrin in einer festen Plastikkanüle (Außendurchmesser etwa 1,2–2,4 mm). Der tracheale Zugang erfolgt entweder transkrikothyroidal am medianen Oberrand des Ringknorpels oder transtracheal median zwischen der 1. bis 3. Trachealspange. Um Komplikationen zu vermeiden, empfiehlt sich folgendes Vorgehen:

4. Tasten der krikothyroidalen Einkerbung und Fixation des Thyroids unter stärkerer Reklination von Kopf und Hals.
5. Kaudal gerichtete Punktion (10-ml-Spritze mit 2 ml NaCl 0,9 % gefüllt aufgesetzt) ca. 5–8 mm im Winkel von 90°, dann 30–70° zum Hautniveau.

6. Nach Widerstandsverlust und Luftaspiration Jet-Katheter unter Fixation des Metallmandrins bis Anschlag zum Hautniveau vorschieben.
7. Nach erneuter Luftaspiration Entfernung des Metallmandrins und Anschluss der Beatmungsquelle an die Jet-Kanüle sowie Fixation des Katheters.
8. Zur Verbesserung des Gasausstroms oro- oder nasopharyngeale Luftbrücke platzieren.

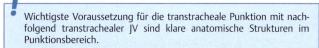

> Wichtigste Voraussetzung für die transtracheale Punktion mit nachfolgend transtrachealer JV sind klare anatomische Strukturen im Punktionsbereich.

Nachteile

Bei Patienten mit **problematischen anatomischen Verhältnissen** (z. B. Nachblutungen nach Chirurgie im Halsbereich wie Strumaresektion oder an der A. carotis) ist die transtracheale Punktion mit nachfolgend transtrachealer JV nicht möglich. Alternativ eignen sich moderne chirurgische Atemwegszugänge (z. B. Punktionskoniotomie), die eine konventionelle Beatmung bzw. Spontanatmung ermöglichen.

JV ist bei **kompletter Obstruktion** nicht möglich (**cave:** Abstrombehinderung; s. o.). In diesen Fällen kommt die Sauerstoffinsufflation über den zum Punktionsset gehörenden Iso-Adapter in Frage, womit zumindest die Hypoxämie vermieden werden kann. Diesbezüglich bieten andere Punktionssets mit manuell regulierbarem Sauerstoffeinstrom bei Nutzung normaler Insufflationseinheiten oder auch Narkoseapparate ebenso die Möglichkeit der suffizienten Oxygenierung (Enk-Oxygen flow modulator and set; Cook Deutschland GmbH; Abb. 9.**3**). Zusätzlich kann damit, alternativ zu JV, in bestimmten Grenzen auch ein Ventilationseffekt erreicht werden.

Komplikationen

Komplikationen (bei Notfällen bis 30 %) entstehen durch Fehlpunktion und falsche Katheterposition oder -dislokation mit Gefahr von Haut- und Mediastinalemphysem bis hin zu Pneumothorax und Blutungen in die Atemwege und Weichteile oder Verletzungen benachbarter Strukturen (Tracheahinterwand, Ösophagus). Am sichersten ist die Platzie-

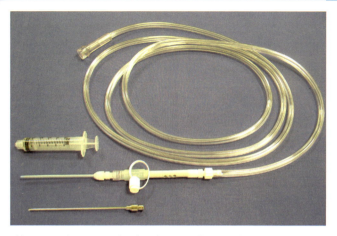

Abb. 9.**3** Punktionsset nach Enk (Enk-Oxygen flow modulator and set; Cook Deutschland GmbH) zur trachealen Sauerstoffinsufflation. Durch Verschluss eines oder mehrerer Löcher am Schaft des Systems kann die Höhe des einströmenden Gasflusses reguliert werden.

rung unter fiberoptischer Kontrolle, was nur bei planbarem Vorgehen möglich ist.

Intratracheale, translaryngeal platzierte Katheter

Hierzu bieten sich spezielle Tubuswechselkatheter (TWK) an, mit denen temporär Ventilation und Oxygenierung aufrecht zu erhalten sind (z. B. Cook Airway exchange catheter; Cook Deutschland GmbH; Abb. 9.**4**).

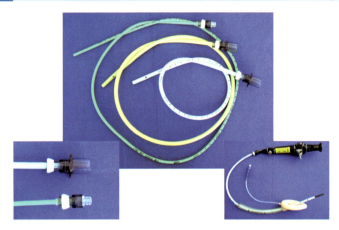

Abb. 9.**4**   Tubuswechselkatheter (Cook Airway exchange catheter; Cook Deutschland GmbH), ausgerüstet sowohl mit Iso-Adapter als auch mit Jet-Konnektor. Gelb: Universal-TWK (z. B. Wechsel von starrem Rohr auf Endotrachealtubus); hellblau: Aintree-TWK (besonders geeignet für fiberskopisch gestütztem Wechsel von Larynxmaske auf Endotrachealtubus); grün: aufgrund seiner größeren Länge speziell für Wechsel auf Doppellumentubus geeigneter TWK.

Vorteile und Hinweise zur Verwendung

- Über das Innenlumen wird die Zuführung von Sauerstoff bzw. Atemgas erreicht.
- Die Konnexion eines TWK ist sowohl an ISO-Adapter als auch eine JV-Einheit möglich.
- Die Steifigkeit der TWK erlaubt es, über diese als Zwischenschritt den zunächst notfallmäßig platzierten mit dem gewünschten Atemweg auszutauschen: Wechsel von Larynxmaske, starrem Tracheo- oder Bronchoskop (s. u.) oder „ungeeignetem" Tubus oder auch von einem primär gelegten TWK selbst auf den letztendlich geeigneten Tubus.
- Die TWK-Auswahl soll so erfolgen, dass der Kalibersprung ihres Außendurchmessers zum Innendurchmesser des Endotrachealtubus nicht zu groß ist.

- Die Unterstützung durch die fiberoptische Bronchoskopie kann besonders beim Wechsel von Larynxmaske auf Tubus notwendig werden (hierzu eignet sich der Aintree-TWK).
- Soll ein Doppellumentubus zum Einsatz kommen, kann durch einen platzierten Aintree-TWK ein speziell dafür konzipierter, längerer, grüner TWK geschoben werden. Nach nunmehrigem Entfernen des Aintree-TWK wird der Doppellumentubus über den grünen, dünneren TWK appliziert.

Kommt JV zum Einsatz, ist zur Sicherung der Beatmung auf die definitiv **tracheale Position** der Jet-Austrittsöffnung zu achten. Die zu tiefe, insbesondere bronchiale Platzierung muss unbedingt vermieden werden. Gleichwohl ist der für eine ausreichende Ventilation erforderliche Jet-Abstrahldruck, der durch die Länge der TWK bedingt ist, höher zu kalkulieren.

> Der TWK muss streng tracheal platziert werden. Keinesfalls darf er zu weit bronchial geschoben werden (cave: Barotrauma durch Bronchialokklusion!).

Starre Rohre

Ursprünglich aus dem HNO-Bereich stammend, sind starre Rohre (Tracheoskope, Bronchoskope), ähnlich der Indikationen für die transkrikothyroidale (-tracheale) Katheterpunktion bei einigen Fällen vorhandener oder drohender pharyngolaryngealer Obstruktionen geeignet, einen sicheren Atemweg herzustellen (Abb. 9.**1**). Zudem können die Vorteile der JV (speziell „lose Kopplung") genutzt werden.

> Die orotracheale Intubation mit dem starren Rohr stellt beim schwierigen Atemweg, besonders in Notsituationen von „cannot intubate, cannot ventilate", eine erfolgversprechende Methode zur Herstellung eines sicheren Atemwegs dar.

Indikationen

Starre Rohre sind **empfehlenswert,** wenn:
- eine unmittelbare Verlegung des Kehlkopfes mit Sichtbehinderung vorliegt,
- die fiberoptische Intubation beim nicht narkotisierten Patienten als Methode der Wahl beim erwartet schwierigen Luftweg nicht erfolgversprechend oder misslungen ist,
- eine stärkere Blutung mit Sichtbehinderung zu befürchten oder bereits eingetreten ist,

Das Tracheoskop als „Notrohr" kann **lebensrettend** sein, wenn:
- konventionelle Intubationsversuche, die Platzierung einer Larynxmaske oder eines Combitube versagen,
- die transkrikoidale (-tracheale) Punktion oder die chirurgische Atemwegssicherung aus topographischen oder Zeitgründen nicht möglich sind (Atemwegsverlegung nach Strumaresektion oder A.-carotis-TEA, subglottische Hindernisse).

Vorteile

- Verdrängung von Hindernissen unter direkter Sicht im Bereich von Kehlkopf, Oropharynx, Mundboden und Zungengrund (Tumor, entzündlich-ödematöser Prozess, Abszess, Fremdkörper)
- Durchdringen von (derben, narbigen) Stenosen
- komfortabler Atemweg (sofortige Beatmung möglich)
- Inspektion von Trachea und Bronchien
- Blut-/Sekret-Entfernung unter direkter Sicht
- Platzbedarf geringer als bei einem Macintosh-Laryngoskop (jedoch Sichtfeld eingeschränkt)
- je nach gewählter Größe bei Kindern und Erwachsenen einsetzbar

Voraussetzungen

- orotrachealer Weg
- HWS-Überstreckung notwendig
- Mindest-Mundöffnung

Schrittweise Anwendung

1. Das Rohr wird möglichst nach Präoxygenierung und Reklination des Kopfes des Patienten, ähnlich eines geraden Intubationsspatels, mit Blick durch das Lumen entlang der Oberfläche der Zunge in Richtung Epiglottis-Spitze vorgeschoben. Rechtshänder nehmen das Instrument in die rechte Hand. Zur besseren Orientierung kann die Einführung unter Zuhilfenahme eines Laryngoskops nach Macintosh erfolgen. Der linke Zeigefinger dient zur Öffnung des Mundes und bleibt bis zur Platzierung an der oberen Zahnreihe (Oberkieferkamm) liegen, der linke Daumen dient konsequent als Auflage und Führung für das Rohr, unterstützt die Vorwärtsbewegung des Instrumentes und trägt somit entscheidend zum Schutz der oberen Zahnreihe bei. Hebelbewegungen mit dem Rohr erfolgen allein über diesen Daumen.
2. Die Epiglottis wird vorsichtig aufgeladen, so dass die Glottisebene sichtbar wird.
3. Axiale Drehung des Tracheoskops um 90°, um mit der Lippe des Rohres eines der Stimmbänder nach lateral zu drängen, so dass die Glottisebene atraumatisch passiert wird.
4. Nach Erreichen der Trachea leichte Seitenlagerung des Kopfes und Verlagern des Rohres in den kontralateralen Mundwinkel, um die Spannung zwischen Rohr und anatomischen Strukturen zu mindern.
5. Konnexion mit der Beatmungseinheit. Wegen fehlender Cuffabdichtung wird ein höherer Frischgasstrom benötigt.

Kontraindikationen

- ausgeprägte Kieferklemme
- HWS-Fixation (z. B. M. Bechterew)
- akute HWS-Verletzung (Reklination des Kopfes)

Komplikationen

- Vermehrt bei Zeitdruck in Notfallsituationen und stärkerem Kraft-Aufwand: Zahnschäden, Blutungen, Stimmband-Verletzung, Ary-Knorpel-luxation
- Selten: Verletzungen von Pharynx (Perforation), Larynx, Trachea, Gewebe-Abscherung (Malignome: Verschleppung von Gewebe!)

Sicherung des Gasaustausches

Die Frischgaszufuhr kann über verschiedene, am Rohr vorgesehene Ansätze entweder über das Narkosekreisteil bzw. eine Insufflationseinheit per Spontanatmung, apnoische Oxygenierung, konventionelle Beatmung oder JV erfolgen (Abb. 9.**1**). Bei JV sind im Vergleich zu den Kathetertechniken geringere Abstrahldrücke erforderlich, da die Jet-Kanüle hier kurz ist und somit höhere Gasvolumina in die Atemwege verabreicht werden können.

Starre Rohre, aus anästhesiologischer Indikation eingesetzt, dienen zunächst als **temporärer Atemweg**. Danach wird eine definitive Lösung durch **Tracheotomie** oder Wechsel auf einen **Endotrachealtubus** angestrebt. Letzteres gelingt erfolgversprechend durch den Einsatz geeigneter TWK und Anwendung von JV (s. o.). Dabei wird zunächst der TWK über das starre Rohr in die Trachea geschoben. Anschließend wird das Rohr über den Katheter entfernt und der Endotrachealtubus über den Katheter platziert.

Fazit
1. Die Anwendung der JV beim schwierigen Atemweg mittels transtrachealer Punktionstechnik ist insbesondere bei laryngotrachealen Obstruktionen geeignet, den Gasaustausch zu gewährleisten. Die Methode kann als definitiver Atemweg genutzt werden oder für den temporären Gasaustausch dienen, bevor ohne Zeitdruck ein anderer definitiver künstlicher Atemweg hergestellt wird. Es ist hervorzuheben, dass die anatomischen Verhältnisse den trachealen Punktionszugang sicher ermöglichen müssen.
2. Die JV kann zur zwischenzeitlichen Beatmung über geeignete Tubuswechselkatheter genutzt werden. TWK dienen als eine unter Notfallbedingungen platzierte künstliche Luftbrücke, die leicht in einen sicheren Atemweg umzuwandeln ist.
3. Die JV eignet sich in Verbindung mit der Anwendung starrer Rohre in speziellen Fällen, auch im Notfall, um einen sicheren definitiven oder temporären Atemweg herzustellen.

10 Atemwegsmanagement bei Kindern

Sandra Kurz, Ansgar M. Brambrink

10.1 Hintergrund

Die Sicherung der Atemwege bei Kindern unterscheidet sich in wesentlichen Punkten von der bei Erwachsenen. Insbesondere Früh- und Neugeborene sowie Kleinstkinder stellen aufgrund anatomischer und physiologischer Besonderheiten eine Herausforderung für den Kliniker dar. In vielen Institutionen agieren Anästhesisten als Atemwegsspezialisten, die auf eine Vielzahl von Techniken und Hilfsmitteln zurückgreifen können. Typischerweise gilt die endotracheale Intubation als Synonym für die erfolgreiche Atemwegssicherung. Tatsächlich stehen aber eine ganze Reihe weiterer Instrumente zur Verfügung, die für den Einsatz in der Kinderanästhesie entwickelt wurden und dort heute zur täglichen Routine gehören. Beispiele sind die Larynxmaske, der Larynxtubus sowie größenadaptierte flexible oder starre Fiberendoskope. Dieselben Instrumente können vom Geübten allerdings auch äußerst hilfreich in Notfallsituationen oder bei absehbar schwieriger Atemwegssicherung eingesetzt werden. Für Notfallsituationen stehen dem Kliniker darüber hinaus der Combitube sowie der EasyTube zur Verfügung, deren Einsatz aufgrund von Größen- bzw. Gewichtsbeschränkungen (s. u.) im Kindesalter allerdings limitiert ist.

Anatomische Besonderheiten beim Neugeborenen, Säugling und Kleinkind

- großer Hinterkopf
- relativ große Zunge
- hochstehender Kehlkopf (C3–C4)
- U-förmige Epiglottis
- Krikoid ist die engste Stelle des Larynx
- Länge der Trachea beim Neugeborenen 4 cm
- Hauptbronchusabgänge fast gleichwinklig
- sehr vulnerable Schleimhäute

Physiologische Besonderheiten beim Neugeborenen, Säugling und Kleinkind

- Neugeborene und Säuglinge sind **reine Nasenatmer**.
- Der erhöhte Grundumsatz des Neugeborenen bedingt einen gegenüber dem Erwachsenen beinahe **doppelt so hohen Sauerstoffbedarf** (6–7 ml/kg/min statt 3–4 ml/kg/min) mit einer daraus resultierenden größeren Hypoxämiegefahr.
- Die alveoläre Ventilation beträgt 100–150 ml/kg/min statt 60 ml/kg/min beim durchschnittlichen Erwachsenen. Der hohe Ventilationsbedarf kann aufgrund des kleinen Lungenvolumens nur durch eine deutlich **höhere Atemfrequenz** (30–40/min beim Neugeborenen bzw. 20–30/min beim Säugling) erreicht werden.
- Die Relation von alveolärer Ventilation zur funktionellen Residualkapazität (FRC) beträgt beim Erwachsenen 1:1,5 und beim Neugeborenen 5:1. Diese deutlich **niedrigere Residualkapazität** erklärt die Hypoxieneigung des Früh- und Neugeborenen bei Apnoe. Selbst bei adäquat langer Präoxygenierung kann es bei Neugeborenen bereits nach 100 Sekunden zu einem Sauerstoffsättigungsabfall unter 90 % kommen. Bei Schulkindern oder Jugendlichen wird typischerweise erst nach etwa 400 Sekunden ein vergleichbarer Abfall der arteriellen Sauerstoffsättigung beobachtet (Patel et al. 1994). Im Gegensatz zum Erwachsenen entwickeln Früh- und Neugeborene bei Sauerstoffmangel typischerweise eine Bradykardie.

Klinische Syndrome mit relevanten anatomischen Veränderungen der oberen Atemwege und Risiko für Schwierigkeiten beim Atemwegsmanagement sind in Tab. 10.1 aufgeführt. Kritische anatomische Verände-

Tabelle 10.**1**   Seltene Krankheiten und Syndrome, die mit Schwierigkeiten im Atemwegsmanagement assoziiert sind

Syndrome (alphabetisch)	Atemwegsrelevante Veränderungen
Apert-Syndrom	Turmschädel, multiple Gesichtsdeformitäten (Exophthalmus, Gaumenspalte)
Beckwith-Wiedemann-Syndrom	Makrosomie, Hemihypertrophie, Organomegalie, Progenie, Mikrognathie, Nebennierendysplasie, Infektneigung, Makroglossie

Tabelle 10.**1** Fortsetzung

Syndrome (alphabetisch)	Atemwegsrelevante Veränderungen
Crouzon-Syndrom (Dysostosis craniofacialis)	Turmschädel, Hypoplasie des Oberkiefers, Zahnstellungsanomalien, Progenie, Exophthalmus
Freemann-Shaldon-Syndrom (Dysplasia craniocarpotarsalis)	kleiner Mund, kleine Nase, weiter Augenabstand, kleiner Schädel
Goldenhar-Syndrom (Dysplasia oculoauriculo-vertebralis)	Gehörgangs- und Ohrmuschelfehlbildung, Maxillahypoplasie, Mikrogenie, hoher Gaumen, HWS-Fehlbildung, Lungen-hypoplasie, Hydrozephalus
Klippel-Feil-Syndrom	sehr kurzer Hals durch frühembryonale Verschmelzung mehrerer Halswirbel mit Bewegungseinschränkung, Zahnfehl-bildungen, Gaumenspalte, evtl. Herz- und Nierenfehlbildungen
Nager-Syndrom (Dysostosis acrofacialis)	Mandibula- und Maxillahypoplasie, Mikrogenie, Kiefergelenkaplasie, Aplasie der Schneidezähne
Pfaundler-Hurler-Krankheit (Dysostosis multiplex)	schwere Störung der enchondralen und periostalen Ossifikation, großer Kopf, große Zunge und große Tonsillen bei relativ kleinem Körper
Pierre-Robin-Syndrom	Mandibulahypoplasien, Gaumenspalte, Glossoptose
Smith-Opitz-Lemli-Syndrom	Hoher Gaumen, Mikrognathie
Treacher-Collins-Syndrom (Dysostosis mandibulofacialis)	Hypoplasie des Ober- und Unterkiefers mit Makrostomie und Hypoplasie des Jochbeines

rungen betreffen hier typischerweise Kinn (Mikrognathie), Kiefergelenk, Mundöffnung, Zähne, Zunge (Makroglossie) sowie die Flexibilität der Halswirbelsäule. Kinder mit komplexen Fehlbildungssyndromen sollten, wenn immer möglich, durch Spezialisten in entsprechend ausgestatteten Zentren versorgt werden. In vielen Fällen müssen sich betreffende Kinder wiederholt operativen Eingriffen unterziehen, so dass sie dem klinisch Tätigen bestens bekannt sind. Neue Patienten müssen sorgfältigst, u. U. mittels bildgebender Verfahren, abgeklärt werden, bevor ein detaillierter Plan zur Atemwegssicherung (inklusive Plan B und C) erstellt werden kann.

10.2 Verfahren zur Risikoabschätzung für die Atemwegssicherung bei Kindern

Intubationsschwierigkeiten sind in der klinischen Routine der Kinderanästhesie relativ selten. Treten jedoch Schwierigkeiten bei der Sicherung der Atemwege auf (cannot intubate) und ist gleichzeitig eine Maskenbeatmung nicht möglich (cannot ventilate), kommt es gerade in dieser Altersgruppe aufgrund der speziellen Anatomie und Physiologie (insbesondere durch den erhöhten Sauerstoffbedarf) innerhalb kürzester Zeit zur Hypoxämie. Kann diese Situation nicht rasch revidiert werden, drohen neurologische Schäden, Kreislaufversagen und Tod. Daher kommt bei der Planung des Atemwegsmanagements einer sorgfältigen präoperativen Untersuchung eine hohe Bedeutung zu.

Präoperative Untersuchungen

- Anamnese (z. B. frühere Intubationsschwierigkeiten, familiäre Besonderheiten, zurückliegende Operationen, akute Erkrankungen im Mund-Hals-Bereich, spezielle Zahn-Mund-Kiefer-Probleme etc.)
- Beurteilung von anatomischen Abweichungen (besonders großer bzw. kleiner Kinn-Kehlkopf-Abstand)
- Veränderungen der Trachea (z. B. Trachealstenosen, Tracheomalazien, gefäßbedingte Engen sowie eine schwere Tracheobronchitis können ebenfalls eine Intubation erschweren und entgehen den oben genannten Tests)

Vorgehen bei zu erwartenden schwierigen Atemwegen

Zeigen sich Hinweise auf mögliche Schwierigkeiten bei der Intubation, sollte abgeschätzt werden, ob der geplante Eingriff in Regionalanästhesie durchführbar ist. In jedem Fall müssen jedoch adäquate Vorbereitungen für ein „schwieriges Atemwegsmanagement" im Notfall oder bei nicht ausreichender Regionalanästhesie getroffen werden.

Wird trotz ausführlicher Aufklärung ein regionales Narkoseverfahren abgelehnt oder ist es aus operationstechnischen Gründen nicht möglich, gilt analog zum Erwachsenenalter eine elektive fiberoptische Intubation des wachen Patienten als Methode der Wahl.

Tipps für eine suffiziente Maskenbeatmung bei Kindern

Optimale Position des Patientenkopfes: „Schnüffelstellung" bzw. „verbesserte Jackson-Position", die Halswirbelsäule ist dabei leicht anteflektiert und der Kopf im Atlantookzipitalgelenk nach dorsal geneigt (= Reklination). Dadurch wird der Zungengrund angehoben und die Beatmungsluft kann sich frei zwischen Mund und Larynx bewegen.

> Gelingt eine manuelle Ventilation trotz optimaler Kopfposition und richtig gewählter Maskengröße nicht, ist der Einsatz eines Oropharyngealtubus indiziert.

10.3 Auswahl des richtigen Verfahrens zur Atemwegssicherung bei Allgemeinanästhesie

Folgende Patienten sollten als aspirationsgefährdet angesehen werden und stets endotracheal intubiert werden:
- alle nicht nüchternen Patienten
- Patienten mit akuten intraabdominellen Prozessen (Ileus, Appendizitis etc.)
- Patienten mit geplanten Oberbauch- und Thoraxeingriffen
- Patienten mit gastroösophagealem Reflux
- niereninsuffiziente Patienten
- Patienten mit verzögerter Magenentleerung (z. B. Zustand nach Trauma oder Intoxikation)

Voraussetzung für den Einsatz von supraglottischen
Atemwegshilfsmitteln

- Nüchternheit
- Eingriffsdauer auf < 1 Stunde begrenzt
- kein kranieller, thorakaler oder abdomineller Eingriff
- keine chronisch obstruktive pulmonale Erkrankungen (z.B. Asthma bronchiale) oder andere Bedingungen, unter denen erhöhte Beatmungsdrücke wahrscheinlich sind

Mögliche Indikationen für den Einsatz von Larynxmaske
und Larynxtubus

- Pädiatrische Allgemeinchirurgie:
  - Leisten- und Narbenhernien-Operation
  - Entfernung von Hauttumoren
  - Amputationen
- Pädiatrische unfallchirurgische Anästhesie:
  - Repositionen
  - Osteosynthesen
  - Bandrekonstruktionen
  - Arthroskopien
- Pädiatrische Urologie:
  - Zirkumzision
  - Hoden-Operationen
- Pädiatrische Hals-Nasen-Ohren-Chirurgie:
  - Adenotomie
  - Parazentese
  - Tonsillektomie
  - Halszysten
- Zahn-Mund-Kiefer-Chirurgie:
  - äußerliche Abszesse
  - Zahnextraktionen
  - Jochbeinrepositionen

Kinder mit akuten bzw. kürzlich durchgemachten Infektionen der oberen Atemwege profitieren ebenfalls von der Vermeidung einer endotrachealen Intubation, wenn dies der operative Eingriff zulässt.

Darüber hinaus sind radiologische Untersuchungen bzw. Interventionen in Narkose prinzipiell sehr gut mit supraglottischen Hilfsmitteln zur Atemwegssicherung möglich, vorausgesetzt es bestehen keine Kontraindikationen.

10.4   Endotracheale Intubation im Kindesalter

Bei Kindern kann prinzipiell der Beatmungstubus entweder durch den Mund oder durch die Nase platziert werden. Routinemäßig wird die orale Intubation bevorzugt. Ist eine postoperative intensivmedizinische Versorgung mit Nachbeatmung vorgesehen, ist eine nasale Intubation oft vorteilhaft, da es weniger häufig zu Dislokationen des Tubus kommt und pflegerische Maßnahmen insgesamt vereinfacht werden.

Zur Laryngoskopie stehen verschiedene Spateltypen zur Verfügung. Im Kindesalter werden hauptsächlich der gebogene (nach Macintosh) oder der gerade Spatel (nach Miller) verwendet. Der gerade Spatel hat den Vorteil, dass die Epiglottis mit aufgeladen werden kann und so unter Umständen die Intubation erleichtert wird (lange, weiche Epiglottis).

Auch bei Kindern gilt, dass nur die direkte Sicht auf den Tubus in seiner Position zwischen den Stimmbändern sowie die Beurteilung mittels fiberoptischer Bronchoskopie als sichere Zeichen der korrekten Tubuslage gelten. Die endexspiratorische CO_2-Messung wird als nahezu sicheres Intubationszeichen gewertet, während Auskultation der Lunge (mögliche Fortleitung von Strömungsgeräuschen), Thoraxexkursion sowie das Beschlagen der Tubusinnenwand auch bei Kindern als unsichere Verfahren zur Überprüfung der Tubuslage gelten.

Risiken und Verletzungsmöglichkeiten bei der endotrachealen Intubation

- Verletzungen der Stimmbänder mit Granulom- und Ulzerationsbildung
- Zahnschäden
- Verletzungen der Ary-Knorpel
- Glottisödem
- Blutungen und Schwellungen im Oropharyngealraum und der Glottis
- Fehlintubation in den Ösophagus

> Bei Verwendung eines Führungsstabes besteht das Risiko für eine Verletzung der Trachea. Wird ein Führungsstab verwendet, darf die Spitze des Führungsstabes nie über das Tubusende hinaus ragen.

Eine einseitige Intubation erfordert die unmittelbare Korrektur, da eine Totalatelektase der nicht belüfteten Lungenseite resultieren kann. Bei versehentlicher ösophagealer Intubation und anschließender Ventilation besteht neben der Hypoxiegefahr die Gefahr der Regurgitation von Magensaft ggf. mit anschließender Aspiration (sofort Krikoiddruck, Tubus entfernen, Maskenbeatmung bis SpO$_2$ stabil, erneute Laryngoskopie).

Wahl der Tubusgröße

Je kleiner ein Endotrachealtubus ist, umso höher ist der resultierende Atemwegswiderstand. Daher ist insbesondere bei kleinen Kindern und Säuglingen das Ziel, bei einer notwendigen Beatmung einen Tubus mit möglichst großem Innendurchmesser einzusetzen. Dies ist vor allem bei lang dauernden Eingriffen von Bedeutung.

In der Regel werden bei Kindern unter 8 Jahren Tuben ohne Cuff eingesetzt, da sie bei gleichem Außendurchmesser einen größeren Innendurchmesser und damit einen höheren Luftfluss bieten. Gleichzeitig besteht keine Gefahr für Schleimhautschädigungen durch den Cuff. Bei Patienten mit einer niedrigen Lungencompliance, wie z.B. kritisch kranken Neugeborenen, kann der Einsatz von Endotrachealtuben mit Cuff jedoch erwogen werden, da eine ggf. benötigte Überdruckbeatmung sowie das Monitoring des Tidalvolumens und der Gaskonzentrationen verlässlicher durchgeführt werden können (Brambrink u. Meyer 2002).

Zur Bestimmung der richtigen Tubusgröße bei Verwendung von Endotrachealtuben ohne Cuff ist die nachfolgende Formel (nach King et al. 1993) gebräuchlich:

$$\text{Innerer Durchmesser in mm} = 4 + \frac{\text{Alter (Jahre)}}{4}$$

Zu beachten ist, dass stets der nächst kleinere Tubus bereit liegen sollte, falls der nach der Formel berechnete zu groß ist und sich nicht ohne Widerstand vorschieben lässt. Bei Kindern ist, anders als beim Erwachsenen, der Ringknorpel die engste Stelle der Atemwege, so dass der Endotrachealtubus in manchen Fällen die Stimmritze passieren kann, dann aber vor dem Ringknorpel (nicht sichtbar) stecken bleibt.

Neben der Berechnung der Tubusgröße empfiehlt sich zusätzlich die orientierende Kontrolle durch Vergleich des Tubusdurchmessers mit dem Durchmesser des Kleinfingers des Kindes. Beide sollten in etwa übereinstimmen (allerdings weniger verlässliches Kriterium).

10.5 Extratracheale/supraglottische Hilfsmittel für Kinder

Larynxmaske

Der Einsatz einer Larynxmaske ist schon im Neugeborenenalter möglich, ist hier allerdings mit mehr Risiken assoziiert als bei größeren Kindern.

Für Kinder ist die LMA Classic in den Größen 1 (bis 5 kg KG), 1,5, 2, 2,5 und 3 (bis 30–50 kg KG) erhältlich (Tab. 10.**2**).

Die ProSeal-Larynxmaske ist ebenfalls für Kinder erhältlich. Sie gewährleistet eine gegenüber anderen Larynxmasken verbesserte pharyngale Abdichtung zur Trachea (dorsaler Cuff-Anteil), ermöglicht höhere Beatmungsdrücke und verfügt über einen zusätzlichen Kanal, so dass das Absaugen von Mageninhalt möglich ist. Die ProSeal-Larynxmaske steht ab der Größe 1,5 mit gleichen Gewichtsangaben und Füllungsvolumina des Cuffs zur Verfügung (Tab. 10.**2**).

Tabelle 10.**2**   Für Kinder geeignete Größen der Larynxmaske (bezogen auf das Körpergewicht) sowie das jeweils maximale Füllvolumen des Cuffs (Quelle: LMA-Deutschland)

Larynxmaskengröße LMA Classic und ProSeal	Patienten- gewicht	Maximales Füll- volumen des Cuffs
1 (nur Classic, nicht ProSeal)	bis 5 kg	bis 4 ml
1,5	5–20 kg	bis 7 ml
2	10–20 kg	bis 10 ml
2,5	20–30 kg	bis 14 ml
3	30–50 kg	bis 20 ml

Die LMA kann bei Spontanatmung, aber auch bei assistierter oder kontrollierter Beatmung verwendet werden. Der Beatmungsdruck sollte so gering wie möglich sein, aber auf jeden Fall kleiner < 20 cmH$_2$0 (Öffnungsdruck des distalen Ösophagussphinkters), um das Risiko einer Mageninsufflation bzw. Aspiration so gering wie möglich zu halten. Zur Verhinderung von Druckschädigungen im Oropharyngealraum (z. B. temporäre Rekurrensparese) werden die kontinuierliche oder zumindest intermittierende Messung des Cuff-Drucks sowie die Vermeidung von Lachgas bei Verwendung der LMA empfohlen. In der Aufwachphase wird die Larynxmaske von vielen Patienten lange Zeit toleriert. Sie sollte erst entfernt werden, wenn der Patient den Mund selbständig öffnen kann.

Larynxtubus

Der Larynxtubus ist am distalen Ende verschlossen und trägt an der Spitze einen kleinen Niederdruck-Cuff, mit dem der Ösophagus verschlossen wird. Am mittleren Teil besitzt er einen größeren Cuff, der den Pharynx nach proximal abdichtet. Beide Cuffs sind über einen gemeinsamen Pilotschlauch verbunden. Die Ventilation des Patienten erfolgt durch eine ventrale Öffnung zwischen den beiden Cuffs in den Pharynx, von wo die Atemluft durch die geöffnete Stimmröhre in die Trachea gelangt.

Der Larynxtubus ist sowohl einlumig (LT) als auch doppellumig (LTS; S = suction) erhältlich. Der Larynxtubus Suction hat einen zusätzlichen Kanal, über den eine Magensonde oder ein Absaugkatheter eingefügt werden

Tabelle 10.**3**   Für Kinder geeignete Larynxtubengrößen und größenspezifische Farbcodierungen (Quelle: VBM-Medizintechnik)

Larynxtubusgröße LT und LTS	Patientengewicht	Farbe des Konnektors
0	bis 5 kg	Transparent
1	5–12 kg	Weiß
2	12–25 kg	Grün
2,5	125–150 cm	Orange
3	< 155 cm	Gelb

kann. Er ist in den analogen Größen wie der einlumige Larynxtubus verfügbar (Tab. 10.**3**).

Für die jeweiligen Larynxtuben stehen eine Spritze mit Luer-Anschluss und Farbcodierung zur Verfügung, auf der die jeweiligen Füllungsvolumina für den Cuff abzulesen sind.

Combitube und EasyTube

Der Einsatz dieser Instrumente zur Sicherung der Atemwege in Notfallsituationen (cannot ventilate, cannot intubate) ist erst ab einem Alter von 5 Jahren (EasyTube) bzw. 8 Jahren (Combitube) möglich. Verfügbare Größen sind Tab. 10.**4** zu entnehmen.

Die Doppellumentuben können nach Platzierung in der Trachea oder im Ösophagus zu liegen kommen. Sowohl nach ösophagealer als auch nach trachealer Platzierung ist eine Beatmung möglich.

Abseits des routinemäßigen Atemwegsmanagements kann es jedoch auch zu Atemwegsnotfällen kommen, die ein Handeln abseits etablierter Algorithmen erforderlich machen. Hierzu zählt einerseits die akute Blutung aus dem Atemweg, andererseits die akute Atemnot bei Patienten mit bereits etabliertem künstlichem Atemweg, d. h. mit einem Tracheostoma. Relevante bronchopleurale Fisteln stellen – insbesondere in der Intensivmedizin – ein weitere Herausforderung dar.

Tabelle 10.**4** Geeignete Größen des Combitube und EasyTube sowie Füllungsvolumina des Cuffs

Größe des EasyTube	Körpergröße	Füllungsvolumen Oropharyngealballon	Füllungsvolumen distaler Ballon
28 Ch	90 und 130 cm	60 ml	10 ml
41 Ch	> 130 cm	80 ml	10 ml

Größe des Combitube	Körpergröße	Füllungsvolumen Oropharyngealballon (Nr. 1)	Füllungsvolumen distaler Ballon (Nr. 2)
37 F (SA = small adult)	> 120 cm	40–85 ml	5–12 ml

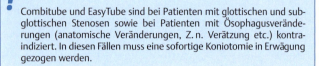

Combitube und EasyTube sind bei Patienten mit glottischen und subglottischen Stenosen sowie bei Patienten mit Ösophagusverände-
rungen (anatomische Veränderungen, Z. n. Verätzung etc.) kontraindiziert. In diesen Fällen muss eine sofortige Koniotomie in Erwägung
gezogen werden.

10.6 Fiberoptische Intubation bei Kindern

Für den Erfahrenen ist die fiberoptische Intubation das sicherste Verfahren zur Atemwegssicherung bei erwartet schwierigem Atemweg.

Empfehlungen zur Durchführung

- Vor einer elektiven fiberoptischen Intubation empfiehlt sich die vorsichtige Prämedikation mit **Benzodiazepinen**.
- Vor Intubation sollte das Kind eine lokale **Schleimhautanästhesie** und
  abschwellende Nasentropfen (Blutungsprophylaxe durch Vasokonstriktion) erhalten. Zur Schleimhautanästhesie kann 0,1 mg/kg KG Lidocain 4 % über 20 Minuten inhaliert oder ein Sprühverfahren (Lidocain
  1 %) über den Arbeitskanal angewendet werden (ausreichend Zeit
  sowie eine individuelle Adaptation des Verfahrens sind notwendig entsprechend der Kooperationsfähigkeit und Angst des Kindes).
- Wie vor jeder Intubation wird der Patient ausreichend **präoxygeniert**
  und erhält auch während der fiberoptischen Intubation kontinuierlich
  Sauerstoff über eine Nasensonde.
- Die Durchführung der fiberoptischen Intubation erfolgt in der Regel
  unter **Analgosedierung**. Diese kann im Kindesalter gut mit Ketamin
  und Midazolam erfolgen. Dabei ist zu beachten, dass Ketamin (z. B.
  0,5–1 mg/kg KG bei Verwendung von S-Ketamin in halber Dosierung)
  und Midazolam (z. B. 0,05 mg/kg KG) vorsichtig titriert werden müssen
  und eine ausreichende Spontanatmung mit Schutzreflexen stets vorhanden sein muss.
  Remifentanil ist aufgrund der kurzen Halbwertszeit und guten Steuer-
  barkeit ebenfalls gut zur Analgosedierung geeignet. Es kann zu diesem
  Zweck in einer Dosierung von 0,04 –0,05 µg/kg KG/min kontinuierlich
  appliziert werden. Als unerwünschte Wirkung können Apnoe, Thorax-

rigidität und Bradykardien auftreten. Diese Komplikationen sind allerdings bei vorsichtiger Dosierung und Verzicht auf Bolusgaben selten. Ggf. kann bei unzureichender Wirkung die kontinuierliche Gabe von Remifentanil durch Bolusgaben von Propofol (0,5 mg/kg KG) supplimiert werden. **Cave:** Apnoegefahr! (Reyle-Hahn et al. 2000).

- Zur Vermeidung einer Hypoxämie im Rahmen einer opiatbedingten Senkung der Atemfrequenz sollte der Patient während der Intubation **kontinuierlich Sauerstoff** über eine Nasensonde erhalten. Die Vitalparameter des Patienten sollten während des gesamten Zeitraums engmaschig kontrolliert werden.
- Bei Einsatz einer flexiblen Fiberoptik empfiehlt sich die Verwendung von **Spiraltuben**, da diese durch ihre höhere Flexibilität besser über die Fiberoptik gleiten. Es können aber auch gewöhnliche Endotrachealtuben eingesetzt werden. Bei diesen besteht allerdings aufgrund der höheren Steifheit das Risiko, beim Vorschieben die Fiberoptik aus der Trachea zu dislozieren (bei Widerstand kann der Tubus vorsichtig im bzw. gegen den Uhrzeigersinn rotiert werden).
- Über den Arbeitskanal der Fiberoptik werden typischerweise **Anästhetika** (meist Lidocain) zur lokalen Schleimhautanästhesie von Larynx und Trachea appliziert. Die Gesamtmenge an Lidocain für die Anästhesie von Nasen-, Rachen- und Trachealschleimhaut sollte bei Kindern höchstens 4,5 mg/kg KG betragen. Um ein ausreichendes Volumen und dadurch eine bessere Verteilung zu gewährleisten, kann das Lokalanästhetikum ggf. mit NaCl 0,9% auf eine 1%ige Lidocainlösung verdünnt werden.

Indikationen für die fiberoptische Intubation

- eingeschränkte Mundöffnung
- Kiefergelenkankylose, Frakturen im Kiefergelenkbereich
- Makroglossie
- eingeschränkte HWS-Beweglichkeit
- Verbrennungen und Verletzungen im Gesichtsbereich
- entzündliche Prozesse im Kopf-, Gesichts- und Halsbereich
- kraniofaziale Missbildungen (s.o.)
- Tumoren und Zysten im Bereich der Atemwege
- Stoffwechselstörungen (Glykogenosen, Mukopolysaccharidosen)

10.7   Strukturiertes Vorgehen bei der Atemwegs-sicherung im Kindesalter (Atemwegsalgorithmus einschließlich verschiedener Notfallsituationen)

Treten im Rahmen der Atemwegssicherung unerwartet Schwierigkeiten auf, so ist ein unverzügliches Handeln indiziert. Der nachfolgende Algorithmus soll ein sicheres Handeln in einer solchen Situation erleichtern.

Basis-Algorithmus (Abb. 10.1)

- Besteht nach sorgfältiger Anamnese und klinischer Untersuchung *kein* Verdacht auf einen schwierigen Atemweg, wird nach ausreichender Präoxygenierung die Narkose in üblicher Weise eingeleitet.
- Ist eine Maskenbeatmung möglich (ggf. unter Verwendung eines Guedel-Tubus und/oder mithilfe einer zweiten Person), erfolgt die Gabe eines Muskelrelaxans. Nach Abwarten der Anschlagzeit des Muskelrelaxans erfolgt die endotracheale Intubation unter laryngoskopischer Sicht. Sind die Maßnahmen erfolgreich, wird die Narkose wie geplant fortgesetzt.
- Wenn nach Narkoseeinleitung mittels Opioid und Hypnotikum unerwartet *keine Maskenbeatmung möglich* ist und diese auch unter Verwendung geeigneter Hilfsmittel wie z. B. Guedel-Tubus und/oder mithilfe einer zweiten Person nicht gelingt, besteht eine akute Notfallsituation (cannot ventilate). **Jetzt darf kein Muskelrelaxans verabreicht werden!** An erster Stelle sollte ein Intubationsversuch *ohne* Muskelrelaxation erfolgen und ein weiterer erfahrener Anästhesist wird zur Hilfe gerufen. Bei Misserfolg sollte eine Atemwegssicherung mittels Larynxmaske, Larynxtubus *oder* oraler Fiberoptik erfolgen (für Details siehe Teilalgorithmus I, Abb. 10.**2**).
- Kommt es nach Narkoseeinleitung, erfolgreicher Maskenbeatmung und medikamentöser Muskelrelaxation dagegen unerwartet zu der Situation, dass *keine laryngoskopische Intubation möglich ist* (cannot intubate), wird der Patient weiter über die Gesichtsmaske beatmet. Eine zweite Person sollte in dieser Situation kontinuierlichen Druck auf das Krikoid ausüben (Selick'scher Handgriff), um das Aspirationsrisiko zu minimieren. Durch die Möglichkeit, den Patienten kontinuierlich via Maskenbeatmung zu oxygenieren, besteht Zeit, eine geeignete Maßnahme zur Lösung des Problems zu suchen (für Details siehe Teilalgorithmus II, Abb. 10.**3**).

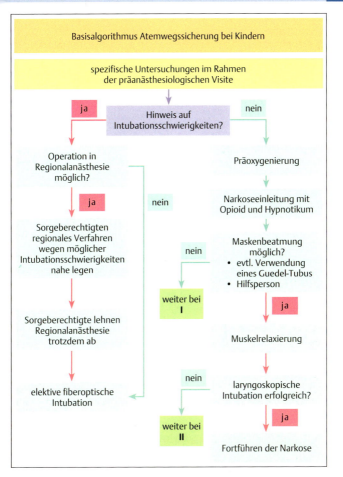

Abb. 10.**1**   Basis-Algorithmus (Quelle: Adaption nach Brambrink u. Kurz 2006b).

- „Cannot intubate, cannot ventilate"-Situation (für Details: siehe Teilalgorithmus III, Abb. 10.**4**).

Teilalgorithmus I (Abb. 10.2)

- Ausgangspunkt des Teilalgorithmus I ist die Situation, den Patienten nach der Narkoseeinleitung unerwartet **nicht mit der Maske beatmen** zu können.
- Für den Patienten ist diese Situation bedrohlich.
- Ist initial auch **keine endotracheale Intubation möglich**, besteht unmittelbarer Handlungsbedarf.
- Alternative Verfahren der Atemwegssicherung sind die Larynxmaske, der Larynxtubus *oder* ein Fiberendoskop. Entscheidend ist, dass sich

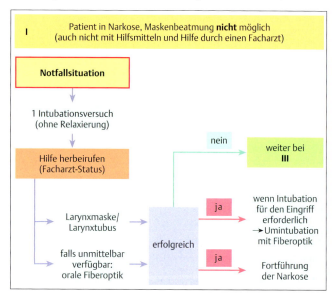

Abb. 10.**2**   Teilalgorithmus I (Quelle: Adaption nach Brambrink u. Kurz 2006b).

der Anwender für *ein* alternatives Verfahren entscheidet und nicht alle hintereinander ausprobiert werden. Bei der Verwendung einer flexiblen Fiberoptik zur endotrachealen Intubation empfiehlt sich der orale Zugang unter Hilfestellung durch eine zweite Person (z. B. Esmarch-Handgriff, Vorziehen des Kinns etc.) zur Vergrößerung des pharyngealen Raums und damit erleichterten Orientierung.

- Ist die Oxygenierung des Patienten durch die Larynxmaske oder den Larynxtubus sichergestellt, muss entschieden werden, ob eine endotracheale Intubation für den vorgesehenen operativen Eingriff unbedingt notwendig ist, ggf. ist eine Umintubation mithilfe eines fiberoptischen Verfahrens zur Platzierung des Endotrachealtubus notwendig. Bei gelungener fiberoptischer Intubation kann die Narkose wie üblich fortgesetzt werden.
- Gelingt mittels des gewählten Ausweichverfahrens keine Oxygenierung (cannot ventilate, cannot intubate), besteht akute Lebensgefahr für den Patienten. In dieser Situation sollte kein weiteres alternatives Atemwegshilfsmittel probiert werden, sondern es muss unmittelbar eine chirurgische Atemwegssicherung realisiert werden (siehe Teilalgorithmus III, Abb. 10.**4**).

Teilalgorithmus II (Abb. 10.3)

- Der Teilalgorithmus II wird empfohlen, wenn nach Einleitung einer Allgemeinanästhesie und medikamentöser Muskelrelaxation unerwartet **keine laryngoskopische Intubation möglich** ist, der Patient jedoch über die Gesichtsmaske adäquat oxygeniert werden kann.
- In dieser Situation besteht durch die Möglichkeit der Maskenbeatmung ausreichend Zeit, um mittels unterschiedlicher Verfahren eine endotracheale Intubation zu versuchen, falls diese für den Eingriff erwünscht ist.
- Zunächst sollte ein erfahrener Anästhesist hinzugezogen werden. Dieser kann einen weiteren konventionellen, endotrachealen Intubationsversuch unternehmen.
- Gelingt die Intubation nach 1–2 weiteren Versuchen nicht, kann der Intubationsversuch mit einem anderen Spatel versucht werden (z. B. Miller-Spatel) oder die fiberoptische Intubation zum Einsatz kommen.
- Die verschiedenen Techniken können in dieser Situation unter Umständen hintereinander versucht werden. Zwischen den verschiedenen

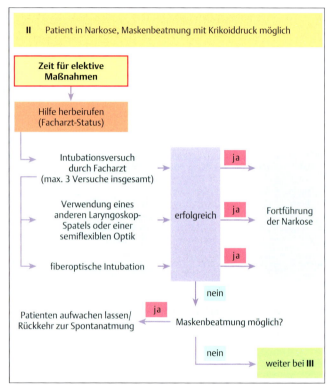

Abb. 10.**3**   Teilalgorithmus II (Quelle: Adaption nach Brambrink u. Kurz 2006b).

Intubationsversuchen muss jedoch stets eine suffiziente Maskenbeatmung möglich sein.

- Ziel ist stets die suffiziente Oxygenierung des Patienten und erst in zweiter Linie die endotracheale Intubation. Durch weitere erfolglose Versuche kann der Atemweg zusätzlich traumatisiert werden, so dass weitere Lösungsversuche, z. B. mittels Fiberoptik, zunehmend schwieriger werden.

- Ist keines der Verfahren erfolgreich und verlangt das operative Vorgehen eine längerfristige Atemwegssicherung, wird empfohlen, den Patienten zur Spontanatmung zurückkehren und aufwachen zu lassen.
- Weiterer Plan: ggf. Operation verschieben, wache elektive fiberoptische Intubation zur Atemwegssicherung bei der nächsten Narkoseeinleitung.

Teilalgorithmus III (Abb. 10.4)

- Der Teilalgorithmus III beschreibt das Vorgehen für die **„Cannot intubate, cannot ventilate"-Situation**, bei der weder Atemwegssicherung noch Oxygenierung erreicht werden kann.
- In dieser für den Patienten lebensbedrohlichen Situation ist eine sofortige chirurgische Intervention zur Sicherung der Atemwege und Wiederherstellung einer ausreichenden Oxygenierung indiziert.
- Die Hypoxiephase muss unverzüglich beendet werden. Es sollten *keine* weiteren alternativen Verfahren versucht werden. Bei Kindern ab dem 10. Lebensjahr wird eine Notfallkoniotomie vorgenommen.
- Die Inzision erfolgt zwischen Schild- und Ringknorpel durch das Ligamentum cricothyoideum. Es kann entweder mittels Skalpell, Nasenspreizer und geeignetem Endotrachealtubus vorgegangen oder ein kommerziell erhältliches Set (z. B. QuickTrach) verwendet werden.
- Bei Kindern unter 10 Jahren wird eine transkutane transtracheale Ventilation angestrebt. Dazu wird bei größeren Kindern die Krikoidmembran, bei Säuglingen mit schwierigeren anatomischen Verhältnissen unter Umständen auch die Trachea an der bestmöglichen Stelle mit einer möglichst großlumigen Venenverweilkanüle punktiert. Auf den Infusionsadapter einer Luer-Lock-Kanüle passt ein Tubusadapter eines 3,0 mm ID-Endotrachealtubus. Über einen altersgerechten Beatmungsbeutel oder einen geeigneten Jet-Ventilator kann das Kind nun oxygeniert werden, bis weitere Maßnamen, z. B. eine konventionelle offene Tracheotomie durch einen spezialisierten Chirurgen erfolgen kann. Bei der Jet-Ventilation ist darauf zu achten, dass die Exspiration über einen oral eingeführten Guedel-Tubus gewährleistet ist, sonst besteht die Gefahr der Lungenüberblähung.

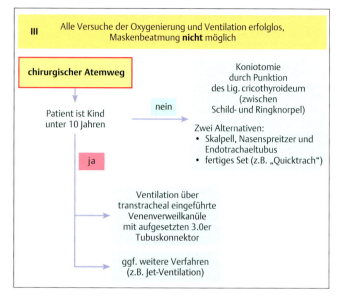

Abb. 10.**4**   Teilalgorithmus III
(Quelle: Adaption nach Brambrink u. Kurz 2006b).

Jede schwierige Intubation muss schriftlich detailliert dokumentiert werden. Darüber hinaus ist der Patient bzw. dessen Angehörige zu informieren und über Risiken sowie mögliche Präventionsstrategien bei in Zukunft notwendigen Allgemeinanästhesien aufzuklären. Eine zusätzliche Sicherheit für den Patienten kann durch die Ausstellung eines entsprechenden Atemwegsausweises erreicht werden.

11   Akute Notfälle

Volker Dörges, Christian Byhahn

Das Atemwegsmanagement in Notfallsituationen stellt eine besondere Herausforderung an den Anästhesisten dar. Unter häufig suboptimalen räumlichen, logistischen und personellen Gegebenheiten muss unter Zeitdruck bei einem akut vital gefährdeten Patienten ein Zugang zu den Atemwegen geschaffen werden. Das sichere Beherrschen einer derartigen Situation erfordert neben einer entsprechenden klinischen Erfahrung und Routine im Umgang mit dem Notfallequipment eine regelmäßige theoretische und praktische Vorbereitung auf den akuten respiratorischen Notfall.

Bei einem unerwartet schwierigen Atemweg nach Einleitung einer Allgemeinanästhesie oder im Rahmen der präklinischen Notfallintubation folgt das Vorgehen den Algorithmen der anästhesiologischen Fachgesellschaften folgend, die in Kapitel 12 ausführlich dargestellt sind. Hierbei können alternativ zur endotrachealen Intubation zunächst verschiedene supraglottische Atemwegshilfen (z. B. Larynxmasken, Larynxtuben, ösophagotrachealer Combitube etc.) zum Einsatz kommen, um den Atemweg des Patienten zu sichern und eine ausreichende Oxygenierung sicherzustellen. Gelingen weder die endotracheale Intubation noch die Platzierung einer supraglottischen Atemwegshilfe und ist darüber hinaus auch eine Beutel-Maskenbeatmung nicht möglich, erfüllt dies die Kriterien der sogenannten „Cannot intubate, cannot ventilate"-Situation, die den Patienten durch eine Hypoxie innerhalb von wenigen Minuten vital gefährden und dauerhaft schädigen kann. Umgehendes und zielgerichtetes Handeln ist daher in einer solchen Situation unabdingbar, um die Oxygenierung des Patienten wiederherzustellen. Üblicherweise muss an dieser Stelle ohne Verzögerung ein infraglottischer Zugang zu den Atemwegen mit chirurgischen Techniken geschaffen werden. Hierzu eignen sich bei Erwachsenen die Koniotomie, bei Kindern kommt vorzugsweise die transtracheale Jet-Ventilation über eine ebenfalls durch die Membrana cricothyroidea in den Atemweg eingebrachte, dünne Kanüle zur Anwendung. Die Durchführung einer Punktionstracheotomie sollte im Notfall nur von einem erfahrenen Anwender und unter strenger Nutzen-Risko-Abwägung vorgenommen werden (Tab. 11.**1**). Eine detaillierte Beschreibung der verschiedenen invasiven Techniken findet sich in Kapitel 7.

Tabelle 11.**1**   Übersicht über die invasiven Techniken im notfallmäßigen Atemwegsmanagement

Technik	Indikation	Vorteile	Nachteile
Koniotomie	„Cannot intubate, cannot ventilate"-Situation bei Jugendlichen und Erwachsenen	sehr rasche definitive Atemwegssicherung	sehr häufig fehlende praktische Erfahrung des Anwenders, dadurch häufig Komplikationen
transtracheale Jet-Ventilation	„Cannot intubate, cannot ventilate"-Situation bei Säuglingen und Kindern		Risiko von Fehlpunktion Abknicken des Katheters Barotrauma
Punktionstracheotomie im Notfall	im Einzelfall beim spontan atmenden Patienten nach persönlicher Erfahrung des Anwenders möglich		Komplikationsrate im Notfall hoch

11.1   Der Tracheostomaträger als Notfallpatient

Akute Notfälle bei Trachealkanülenträgern, die ein sofortiges ärztliches Handeln erforderlich machen, beruhen nahezu ausschließlich auf 2 Mechanismen: der akuten Dyspnoe durch Verlegung oder Dislokation der Trachealkanüle sowie der akuten Blutung aus dem Stoma.

Dislokation der Trachealkanüle

Im Bereich der Notfallversorgung anzutreffende Patienten mit Tracheostoma sind überwiegend laryngektomierte Patienten, solche mit bilateraler Rekurrensparese oder zentralnervösen Störungen, die üblicherweise über ein **chirurgisch angelegtes und epithelialisiertes Stoma** verfügen, das auch nach Entfernung der Trachealkanüle stabil ist und offen bleibt. Eine Kanülenreinsertion bei Dislokation der Kanüle kann technisch einfach vorgenommen werden und bereitet hier im Normalfall auch Angehörigen keine Schwierigkeiten, so dass derartige Notfälle im Einsatzspektrum des Notarztes selten sind.

Grundlegend anders sind Trachealkanülendislokationen bei Patienten mit **perkutan angelegtem Stoma** zu behandeln. Im Gegensatz zur offenen Tracheotomie, bei der plastisch ein Zugang zur Trachea geschaffen wurde, erfolgt bei allen perkutanen Techniken lediglich eine Dilatation von Trachea und prätrachealem Gewebe, das somit nicht entfernt, sondern nur zur Seite gedrängt wird. Durch das unter Spannung stehende Gewebe kommt es erwünschtermaßen zu einer Kompression der Wundfläche gegen die Trachealkanüle, so dass eine Kanülendiskolation oder akzidentelle Dekanülierung insgesamt seltener beobachtet wird als nach offener Tracheotomie, aber im Fall der Dislokation besonderer therapeutischer Maßnahmen bedarf. Da sich das Tracheostoma innerhalb der ersten 7–10 Tage nach Entfernung der Trachealkanüle durch den Verlust des Kanülenwiderstandes aufgrund seiner Eigenelastizität – insbesondere im Bereich der subkutan gelegenen Strukturen – nahezu augenblicklich verschließt, ist die rasche Reinsertion der Kanüle praktisch unmöglich. Oftmals resultieren die eigentlichen Komplikationen eines solchen Zwischenfalls nicht durch die Dekanülierung selbst, sondern durch den prolongierten und meist frustranen Versuch, die Atemwege durch ein Wiedereinführen der Kanüle zu sichern.

Eine perkutane Tracheotomie wird üblicherweise bei langzeitbeatmeten Intensivpatienten vorgenommen, die sich innerhalb der ersten 10 Tage nach dem Eingriff zumeist noch in stationärer Behandlung befinden. Dennoch kann auch der Notarzt mit einer akuten Trachealkanülendislokation im Rahmen des Interhospitaltransfers konfrontiert werden. Typischerweise ereignen sich derartige Zwischenfälle beim Umlagern des Patienten oder beim Ein- und Ausladen aus dem Fahrzeug bzw. Hubschrauber, also zumeist unter ungünstigen äußeren und logistischen Gegebenheiten. Bei derartigen Zwischenfällen muss der Patient umgehend, also ohne vorherige Versuche der Kanülenreinsertion, oraltracheal reintubiert werden, um den Atemweg zu sichern. Erst nach Intubation und Gewährleistung einer ausreichenden Oxygenierung kann eine Rekanülierung über einen Dilatator oder Tubuswechsler in Erwägung gezogen werden.

Trachealkanülenobstruktion

Eine Atemwegsobstruktion bei liegender Kanüle ist zumeist durch verborktes Sekret bedingt. Häufig kann eine Absaugung oder die Instillation von einigen Millilitern Kochsalzlösung im Bolus zur Provokation eines Hustenreizes mit konsekutivem Abhusten der Kruste eine deutliche Besserung bewirken, wobei diese Maßnahme wegen der Gefahr der Borkenquellung bei frustranem Abhusten auch kritisch betrachtet wird. Bei einem stabilen, offen angelegten Tracheostoma ist in dieser Situation ein Trachealkanülenwechsel indiziert.

Tracheostomablutung

Blutet ein Patient aus dem Tracheostoma und besteht kein konkreter Anhalt für eine pulmonale Blutungsquelle, sollte eine tracheotomieassoziierte Blutung in Betracht gezogen werden. Häufig sind hierbei kleinere Blutungen aus kanülenbedingten Erosionen der Trachealschleimhaut, die mitunter dramatisch imponieren können, aber selten eine vitale Bedrohung darstellen. Im Falle einer stärkeren Blutung muss eine Erosion großer Gefäße – insbesondere des Truncus brachiocephalicus – differenzialdiagnostisch in Erwägung gezogen und der Patient gemäß den notfallmedizinischen Standards versorgt werden. Ist eine adäquate Atmung/Beatmung über die liegende Trachealkanüle trotz Absaugung nicht mehr gewährleistet, sollte diese entfernt und ein dünner Endotrachealtubus eingesetzt werden, dessen Cuff unmittelbar vor der Trachealbifurkation und somit meist distal der vermuteten Blutungsquelle platziert wird. Ob diese Maßnahme bereits vom Notarzt vorgenommen oder der Patient ohne Zeitverlust einer HNO-ärztlichen Abteilung zugeführt wird, sollte vom Zustand des Patienten und der Erfahrung des Notarztes im Atemwegsmanagement abhängig gemacht werden.

11.2 Akute Blutung aus den Atemwegen

Das Atemwegsmanagement bei Patienten mit einer Blutung aus oder in die Atemwege ist häufig erheblich erschwert. Bei traumatisierten Patienten liegen häufig Verletzungen des knöchernen Mittelgesichts oder der Schädelbasis, oftmals in Kombination mit solchen der Kopf- und Gesichtsweichteile vor, die zu starken Blutungen im Mund-Nasen-Rachen-Raum führen können. Eine präklinische Intubation solcher Patienten sollte nur bei vitaler Indikation (z. B. Bewusstlosigkeit, unmittelbare Aspirationsgefahr, akute respiratorische Insuffizienz), unter bestmöglichen Bedingungen (z. B. im Rettungswagen) und durch erfahrenes Personal vorgenommen werden. Ist lediglich eine dringliche, d. h. eine um eine kurze Zeit aufschiebbare Sicherung des Atemwegs erforderlich, kann eine Tracheotomie des spontan atmenden Patienten in Lokalanästhesie erwogen werden.

Fiberoptische Verfahren sind bei stärkeren Blutungen aufgrund der Sichtbehinderung wenig erfolgversprechend und dürfen nasal nur nach einem radiologischen Ausschluss von knöchernen Verletzungen der Schädelbasis vorgenommen werden. In jedem Fall sollten supraglottische Atemwegshilfen, die aufgrund ihrer Bauart einen gewissen Aspirationsschutz bieten, unmittelbar bereitgehalten werden (z. B. Larynxtubus oder Combitube).

Blutungen aus den Atemwegen manifestieren sich oftmals plötzlich und sehr dramatisch. Sie können einerseits über einen hämorrhagischen Schockzustand, andererseits über eine akute Hypoxämie in kurzer Zeit zu lebensbedrohlichen Situation führen und müssen daher unmittelbar und zielgerichtet behandelt werden. Da in der Initialphase eine kausale Therapie, also Lokalisation und Stillung der Blutungsquelle, zumeist nicht möglich ist, wird zunächst mit einer symptomatischen Therapie begonnen.

Nahezu immer handelt es sich bei pulmonalen Blutungen um unilaterale Prozesse, häufig im Rahmen von tumorbedingten Arrosionen pulmonaler Gefäße. Ziel der symptomatischen Therapie ist der Schutz der gesunden, kontralateralen Lunge vor den Prozessen der erkrankten Lunge, d. h. im Fall einer pulmonalen Blutung vor dem (weiteren) Eindringen von Blut in die kontralaterale Lunge. Durch blindes Vorschieben eines herkömmlichen Endotrachealtubus in den Hauptbronchus der gesunden Lunge kann häufig das Eindringen von Blut gestoppt und die Oxygenierung sichergestellt werden. Allerdings erlaubt dieses Verfahren weder eine Bronchoskopie der blutenden Lunge zur Lokalisation der Blutungsquelle und für therapeutische Maßnahmen noch ein Absaugen von Blut oder die Applikation von CPAP mit Sauerstoff. Der Vorteil der endobronchialen Intubation in dieser Situation besteht darin, dass keinerlei Hilfsmittel notwendig sind und das Verfahren sehr schnell und einfach durchgeführt werden kann.

Der Goldstandard in derartigen Situationen ist das Einbringen eines **Doppellumenendotrachealtubus** (DLT), der eine Seitentrennung der

Lungen und somit die Oxygenierung der gesunden bei gleichzeitiger Bronchoskopie der kranken Lunge erlaubt. Nachteilig sind bei diesem Verfahren die technisch aufwendigere Intubation per se, im Fall eines bereits mit einem Monolumentubus intubierten Patienten der temporäre Verlust des Atemwegs während der Umintubation sowie die häufig geringe Erfahrung des Anwenders in der Platzierung von Doppellumentuben.

Als Hilfsmittel zum Verschluss des Hauptbronchus des blutenden Lungenflügels haben sich **Endobronchialblocker** erwiesen. Der an ein Bronchoskop gekoppelte Arndt-Endobronchialblocker (siehe Kapitel 8) kann somit zielgerichtet im Hauptbronchus des blutenden Lungenflügels platziert und geblockt werden. Ähnlich wie beim DLT ist keine Bronchoskopie der betroffenen Lunge möglich und das dünne, lange Blockerlumen schränkt auch das Absaugen visköser Sekrete wie Blut sehr ein. Zudem gelingt die Platzierung des Arndt-Blockers – insbesondere in den linken Hauptbronchus – meist nur unter direkter bronchoskopischer Sicht, was bei stärkeren Blutungen dessen Einsatz limitiert.

Eine Alternative zum Arndt-Endobronchialblocker stellt der Cohen-Endobronchialblocker dar, dessen Spitze über ein Steuerrad am proximalen Ende des Blockers ausgerichtet werden kann. Die blinde, also nicht bronchoskopisch gesteuerte Platzierung in den gewünschten Hauptbronchus könnte mit dem Cohen-Endobronchialblocker möglicherweise leichter gelingen. Publizierte Daten, die diese Annahme stützen, liegen allerdings gegenwärtig noch nicht vor.

11.3   Bronchopleurale Fistel

Zu bronchopleuralen Fisteln kommt es typischerweise infolge von größeren Läsionen von Lungenparenchym und Pleura visceralis. In kürzester Zeit – insbesondere unter Überdruckbeatmung – bildet sich ein Pneumothorax aus, der die Einlage einer Drainage in den Pleuraspalt unumgänglich macht. Inspirationsluft entweicht jedoch nun über das pulmonale Leck direkt in die Pleuradrainage, die Drainage fistelt.

Bei einem ausreichend großen Fistelvolumen findet keine adäquate Ventilation der betroffenen Lunge mehr statt und es kommt zunächst zur Retention von CO_2. Schließlich kann, wenn sich der Strom der Fistel dem maximalen Flow des Respirators annähert, außerdem die Oxygenierung beeinträchtigt werden. Neben chirurgischen Optionen zum Verschluss einer solchen Fistel stellen differenzierte Beatmungsverfahren konservative Optionen dar.

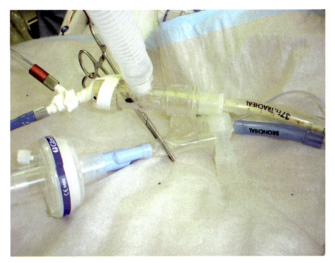

Abb. 11.**1** Seitengetrennte Beatmung bei rechtsseitiger bronchopleuraler Intubation über einen linksendobronchialen 37F-Doppellumentubus. Die konventionelle Beatmung der linken Lunge mittels Intensivrespirator erfolgt über das bronchiale Lumen, während die rechte Lunge mittels Jet-Ventilator in einem offenen System über einen in das tracheale Lumen eingebrachten Jet-Ventilationskatheter oxygeniert wird.

Eine Möglichkeit besteht in der Intubation mit einem DLT, wobei die gesunde Lunge mit einem konventionellen Respirator beatmet wird, während über das zur betroffenen Lunge führende Lumen des DLT eine Jet-Ventilation im offenen System vorgenommen wird, um die mechanische Beanspruchung der Parenchymläsion zu minimieren (Abb. 11.**1**, Abb. 11.**2**).

Die komplette Nichtbeatmung der betroffenen Lunge kann ebenfalls über einen DLT vorgenommen werden, um so der Fistel die Möglichkeit zu geben, sich über Fibrinverklebungen selbst zu verschließen. Dies stellt jedoch die umphysiologischste Variante dar, die zudem oftmals aufgrund der resultierenden Hypoxämie praktisch nicht durchführbar ist.

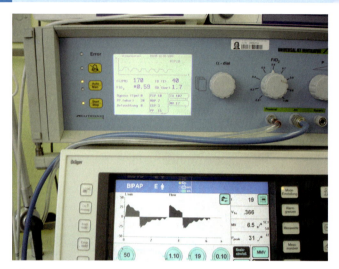

Abb. 11.**2**   Seitengetrennte Beatmung: Deutlich sind die Jet-Impulse des Jet-Ventilators (oben) mit einer Frequenz von 170/min in der Flowkurve des Intensivrespirators (unten) zu erkennen.

Handelt es sich um umschriebene Parenchymläsionen eines einzelnen Lappens oder Segments, kann der zuführende Lappen- oder Segmentbronchus temporär mittels eines pädiatrischen Arndt-Endobronchialblockers okkludiert werden, der bronchoskopisch geführt in nahezu jedem beliebigen Abschnitt des Bronchialsystems platziert werden kann (Abb. 11.**3**). Die Auswirkungen dieser Technik auf die Oxygenierung werden von den Patienten zumeist gut toleriert.

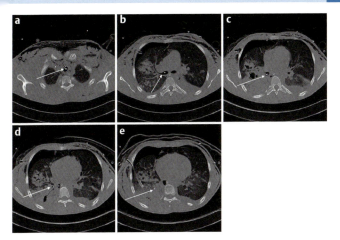

Abb. 11.**3 a–e**   Im rechten Unterlappenbronchus platzierter Arndt-Endo-bronchialblocker bei bronchopleuraler Fistel infolge einer Unterlappen-parenchymläsion. In der Computertomographie lässt sich der Blocker (Pfeil) von der Trachea bis in den Unterlappenbronchus verfolgen.

12　Algorithmen und Strategien beim schwierigen Atemweg

12.1　Verhalten in der präklinischen Phase

Jan-Thorsten Gräsner, Volker Dörges

Im notarztbesetzten Rettungsdienst werden bei ungefähr 10 % aller Patienten im Verlauf der Versorgung eine Intubation und Beatmung notwendig. Ungewohnte Umgebung, räumliche Enge und ggf. unbekanntes Assistenzpersonal sorgen ebenso für schwierige Narkoseverhältnisse wie der hohe innere und äußere Erwartungsdruck und der per se „nicht nüchterne" Patient. Hieraus folgt, dass eine Narkose inklusive Atemwegssicherung auch für den erfahrenen Notarzt zu einer Herausforderung werden kann. Neben der orotrachealen Intubation stehen heute zusätzlich zahlreiche weitere Techniken zur zumindest vorläufigen notfallmäßigen Sicherung der Atemwege auch in der Notfallmedizin zur Verfügung, so dass eine chirurgische Atemwegssicherung nur noch als ultima ratio zur Anwendung kommt.

Das planmäßige und umsichtige Vorgehen bei jedem Notfallpatienten hängt von den individuellen Gegebenheiten des Patienten, der zur Verfügung stehenden Ausrüstung und nicht zuletzt von der Erfahrung des Anwenders ab. Darüber hinaus sollte jeder Notfallmediziner Patienten mit möglichen Problemen bei der Atemwegssicherung erkennen und alternative Verfahren erwägen. Hierdurch können bereits im Vorfeld schwierige und potenziell lebensbedrohliche Situationen vermieden werden.

Das Management des schwierigen Atemwegs sollte von allen klinisch tätigen Kollegen daher auch im Routinebetrieb beim unkomplizierten Atemweg trainiert werden (Thierbach et al. 2004), da der zuverlässigen Beherrschung alternativer Techniken zur notfallmäßigen Sicherung des Atemwegs eine hohe Bedeutung zukommt. In diesen häufig akut lebensbedrohlichen Situationen ist das standardisierte Vorgehen anhand fester Regeln (Algorithmen) eine unabdingbare Voraussetzung für ein erfolgreiches Handeln.

Definition des schwierigen Atemwegs

Intubationsschwierigkeiten finden sich im präklinischen Bereich in bis zu 20 % der Fälle (von Goedecke et al. 2007), in etwa 1 % gelingt die Intubation nicht (Adnet et al. 1998). Zusätzlich muss auch mit Schwierigkeiten bei der Maskenbeatmung gerechnet werden, die selbst unter klinischen Bedingungen bei etwa 5 % der Patienten ohne zusätzliche Hilfsmittel keine ausreichende Oxygenierung ermöglicht und in ca. 0,1 % nicht gelingt (Langeron et al. 2000). Bei der Einteilung der möglichen Schwierigkeiten kann auf kein einheitliches System zurückgegriffen werden, so dass sich die Gruppierung in folgende Situationen als hilfreicher Ansatz ergeben hat:

- schwierige Maskenbeatmung = cannot ventilate
- schwierige Intubation = cannot intubate
- Kombination aus beiden = cannot intubate – cannot ventilate

Erkennen von schwierigen Atemwegsverhältnissen

In der Notfallmedizin stehen nur eingeschränkte Möglichkeiten zur Voruntersuchung und Anamneseerhebung im Hinblick auf schwierige Atemwegsverhältnisse zur Verfügung. Die Vorbereitung auf eine schwierige Intubation mit der Auswahl verschiedener, für den Patienten optimaler Techniken oder der Hinzuziehung von fachlich erfahrenen Kollegen entfällt in der prähospitalen Phase meist. Auch verbieten sich zum Teil aus der Klinik bekannte Verfahren wie der Patil-Test (bei HWS-Verletzungen kontraindiziert), die Erhebung des Mallampati-Scores (aktive Mundöffnung bei bewusstseinsgetrübten Patienten schwer einschätzbar) oder die Bestimmung nach Wilson (Kontraindikation von Kopfbewegungen bei Verdacht auf HWS-Trauma). Dennoch sollte, wenn möglich, eine Risikoeinschätzung vorgenommen werden. Da es keine einheitliche Definition zur Beurteilung des schwierigen Atemweges gibt, variieren die Häufigkeitsangaben erheblich. Es wird davon ausgegangen, dass präklinisch maximal 50–66 % der schwierigen Atemwegsverhältnisse vorausgesagt werden können, so dass in bis zur Hälfte der Fälle überraschend von schwierigen Atemwegsverhältnissen ausgegangen werden muss.

Gründe für eine schwierige Maskenbeatmung

- anatomische Gründe
  - Bartträger
  - Makroglossie
  - Adipositas
  - fehlende Zähne
  - Gebissträger
  - eingeschränkte Mundöffnung
  - geringe thyreomentale Distanz
- einsatzbezogene Gründe
  - eingeschränkter Zugang zum Patienten
  - Mittelgesichtsverletzungen
  - Blutungen aus dem Nasen-Rachen-Raum

Gründe für eine schwierige Intubation

- verletzungsbedingt
  - Thoraxtrauma
  - Halstrauma
  - Gesichtstrauma
  - thermische Schädigungen der Schleimhäute (Inhalationstrauma)
  - HWS-Instabilitäten
  - Blutungen im Nasen-Rachen-Raum
- anatomisch bedingt
  - eingeschränkte Mundöffnung
  - Makroglossie
  - Fehlbildungen im Mund-/Gesichtsbereich
  - verminderte Reklinination
- krankhafte Veränderungen
  - Tumoren im Mund-/Gesichtsbereich
  - Tumoren im Pharynx-/Larynxbereich
  - Tumoren in der Trachea
  - Schleimhautschwellungen (allergische Reaktion, thermische Schädigung)

Vorgehen bei schwierigen Atemwegsverhältnissen

Ein Algorithmus zum schwierigen Atemweg (Rudolph et al. 2002) geht primär von einer echten respiratorischen Notlage aus mit der Gefahr einer akut eintretenden oder bei bereits bestehendem Atemstillstand sich weiter verstärkenden Hypoxie, weshalb die erste und vordringlichste Hauptaufgabe in der umgehenden Oxygenierung des Notfallpatienten besteht (Wenzel et al. 2001). Die endotracheale Intubation stellt zwar die sinnvollste und wünschenswerteste definitive Versorgung dar, ist aber beim schwierigen Atemweg oder in der Hand des nicht täglich damit befassten Arztes nicht zwingend die Primärmaßnahme. Sollte die Maskenbeatmung mit oder ohne Hilfsmittel und nach Korrektur der Kopfposition unerwartet nicht möglich sein, unternimmt der geübte Anwender einen Versuch der endotrachealen Intubation. Gelingt dieser nicht, sollte sofort eine alternative supraglottische Atemwegshilfe zum Einsatz kommen (Abb. 12.**1**).

Alternative Methoden zur Sicherung des Atemweges in der präklinischen Versorgung

Supraglottische Atemwegshilfen

Für die Situation des erwartet und unerwartet schwierigen Atemweges wird empfohlen, sich auf ein Alternativverfahren zu konzentrieren. Grundsätzlich stehen die folgenden supraglottischen Atemwegshilfen zur Verfügung:

- Larynxtubus/Larynxtubus S
- Larynxmaske und Abwandlungen hiervon
- Combitubus

Einzelheiten dazu finden sich in Kapitel 5.

Notfallkoniotomie

Scheitern Maskenbeatmung, Intubation und die Anwendung von supraglottischen Atemwegshilfen, bleibt als letzte Methode zur Atemwegssicherung und Beatmung die Notfallkoniotomie. Die Notfallkoniotomie ist kein notärztliches Routineverfahren und bleibt für extrem seltene Aus-

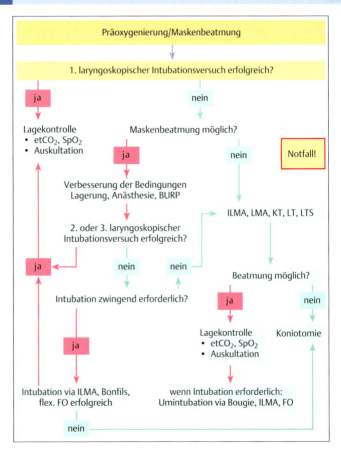

Abb. 12.**1** Algorithmus zum Atemwegsmanagement bei Notfallpatienten (nach Dörges). (Quelle: Dörges u. Byhahn 2008). etCO$_2$ = endexspiratorische Kohlendioxidkonzentration, SpO$_2$ = Sauerstoffsättigung, iLMA = Intubations-larynxmaske, LMA = Standardlarynxmaske, KT = ösophagotrachealer Kombitubus, LT = Larynxtubus, LTS = Larynxtubus S (mit Absaugkanal).

nahmefälle reserviert (Zink et al. 2002), muss jedoch bei entsprechender Indikation dann auch konsequent durchgeführt werden. Kapitel 7 geht ausführlich auf die chirurgischen Verfahren ein.

> **!**
>
> Schwierige Atemwegssituationen sind selten, jedoch ohne entsprechende Vorbereitung fatal für den Patienten. Eine intensive Vorbereitung, die durch täglichen Gebrauch der alternativen supraglottischen Atemwegshilfen erreicht werden kann, sichert bei unvorhergesehenen Situationen deren Beherrschung. Die – wenn auch selten notwendige – chirurgische Atemwegssicherung sollte jedem im Bereich der Notfallmedizin Tätigen vertraut sein. Das Erkennen von schwierigen Atemwegssituationen und die dennoch erfolgreiche Sicherstellung von Oxygenierung und Ventilation werden durch die Orientierung an Algorithmen erleichtert.

12.2 Verfahren zur Sicherung der Atemwege in der Klinik

Andreas R. Thierbach

Die vitale Bedeutung und die Vulnerabilität des ventilatorischen Systems, bei dem innerhalb kurzer Zeit aus geringfügigen Problemen lebensbedrohliche Situationen entstehen können, erfordern rasche, zielgerichtete und erfolgreiche Maßnahmen. Die Sicherung der Oxygenierung und der Ventilation als zentralen Aufgaben der Atmung steht deswegen sowohl bei Patienten in Allgemeinanästhesie als auch bei Notfallpatienten an erster Stelle aller Therapiemaßnahmen.

Probleme bei einer endotrachealen Intubation treten abhängig vom Patientengut mit einer Inzidenz von 1–18 % auf. Eine Häufung von Komplikationen kann beim Zusammentreffen von prognostisch ungünstigen Faktoren wie anatomischen und funktionellen Problemen oder im Zusammenhang mit Verletzungen bzw. akuten Erkrankungen beobachtet werden.

Verglichen mit der Einleitung einer Routinenarkose ist vor allem im Notfall von einer deutlich schwierigeren Situation auszugehen: Bei Notfallpatienten können die akuten Probleme des Patienten und längerfristig bestehende anatomische und funktionelle Aspekte das Atemwegsmanagement zusätzlich komplizieren.

Ein Misserfolg der Atemwegssicherung kann innerhalb kürzester Zeit die Morbidität und Mortalität des Patienten drastisch erhöhen. Die Daten des „Closed Claims Project" der American Society of Anesthesiologists zeigen, dass die häufigste Ursache für Morbidität und Mortalität im Zusammenhang mit einer Anästhesie Probleme bei der Sicherung der Atemwege sind. Über 30 % aller durch Anästhesien bedingten Todesfälle werden auf ein sogenanntes „Atemwegs-Missmanagement" zurückgeführt.

Gravierende Probleme

Besonders schwerwiegende Probleme mit unmittelbarer Auswirkung auf Mortalität und Morbidität sind die „unmögliche Intubation" sowie die „unerkannte Fehlintubation".

Unmögliche Intubation

Die unmögliche Intubation stellt sich häufig als schwierige direkte Laryngoskopie dar, aus der erhebliche Probleme resultieren können, den Endotrachealtubus in der Trachea zu platzieren.

Eine Verabreichung von Sauerstoff vor den Intubationsversuchen – die Präoxygenierung – bei jedem spontan atmenden Patienten reduziert die Gefahr einer Hypoxie deutlich und bietet mehr Zeit für einen eventuell erforderlichen Wechsel zu einem alternativen Verfahren.

Für Patienten, bei denen eine (Allgemein-)Anästhesie geplant ist, müssen genau wie für Notfallpatienten Alternativen zur Beatmung über Beutel-Ventil-Maskensysteme und direkter Laryngoskopie unmittelbar zur Verfügung stehen, um die Notwendigkeit eines chirurgischen Zugangs zu den Atemwegen als ultima ratio so gering wie möglich zu halten.

Bei einer schwierigen oder unmöglichen Intubation bedarf es eines planmäßigen, im Vorfeld trainierten Vorgehens anhand eines Algorithmus (s. u.).

Unerkannte Fehlintubation

Die unerkannte (ösophageale) Fehlintubation bzw. akzidentielle, unbemerkte Extubation stellt den gravierendsten Zwischenfall beim Management der Atemwege dar. Besonders in der klinischen Anästhesie muss die ösphageale Tubusfehllage innerhalb kürzester Zeit erkannt und behoben werden. Davon geht auch die Rechtsprechung aus:

- OLG Bamberg, 1987: Fehlintubation ist „nach wie vor" ein „schuldhafter ärztlicher Fehlgriff …, zumindest, wenn nicht eine Kontrolle des Tubus und eine sofortige Behebung des fehlerhaften Sitzes des Tubus vorgenommen wird."
- OLG Stuttgart, 1992: Es entspricht dem „anerkannten und gesicherten Stand der Anästhesiologie, dass der Anästhesist durch genaue Beobachtung der Narkoseabläufe und des Patienten sicherzustellen hat, den Zustand der Sauerstoffunterversorgung innerhalb eines Zeitraums von 1 min zu erkennen."

Warum Algorithmen beim Management der Atemwege?

Algorithmen für das erfolgreiche Management der Atemwege stellen die sinnvolle Abfolge verschiedener Verfahren dar. Sie müssen regelmäßig an neue Techniken und Verfahren angepasst werden.

Die Vorteile der Sicherung der Atemwege unter Einbeziehung von Algorithmen liegen vor allem in der Erhöhung der Patientensicherheit durch Planung der verschiedenen Variablen im Voraus (Tab. 12.**1**).

Tabelle 12.**1**   Vorteile der Sicherung der Atemwege anhand von Algorithmen

- Erhöht die Sicherheit für den Patienten
- Reduziert unerwünschte Ereignisse und Komplikationen
- Stellt aktuellen Stand der Wissenschaft dar
- Ermöglicht Schulung und Training des Personals
- Definiert und bezieht sich auf verfügbare Ausrüstung
- Erleichtert effiziente Entscheidungsfindung unter Stress
- Erleichtert und vereinfacht die Kommunikation im Team
- Erleichtert und beschleunigt Vorbereitung der Ausrüstung

Intubation unter Sicht versus „blindes" Verfahren

Alle sogenannten „blinden" Intubationstechniken, also ohne optische Kontrolle der Platzierung des Hilfsmittels bzw. der Tubusspitze, beinhalten den Nachteil, die Atemwege nicht auf Traumatisierung, Blutung, Fremdkörper oder andere pathologische Zustände inspizieren zu können. Diese Bedingungen gelten jedoch als relative Kontraindikationen für diese Verfahren. Außerdem stellt die Intubation „unter Sicht" per se eines der sicheren Zeichen der korrekten Tubuslage dar.

Wo immer möglich, sollte deswegen ein Verfahren mit optischer Kontrolle der Atemwege vorgezogen werden.

Praktisches Vorgehen anhand des Algorithmus

Die Bewältigung schwieriger Atemwegsverhältnisse bedarf eines strukturierten Vorgehens, das in seinen einzelnen Schritten vor Eintritt der Komplikation festgelegt sein muss. Ausgangspunkt aller Maßnahmen ist die Einschätzung, ob erhebliche Schwierigkeiten bei der Sicherung der Atemwege zu erwarten sind. In diesem Fall dürfen weitere Maßnahmen mit Verlust der Spontanatmung nur im Rahmen einer „sofortigen" oder „notfallmäßigen Interventionsindikation" durchgeführt werden.

In allen anderen Fällen sollte dem Patienten Sauerstoff angeboten und eine rasche Verbesserung der individuellen Situation durch den Einsatz adäquater Hilfsmittel und geschulten Personals angestrebt werden.

> **!**
>
> Ziel aller Maßnahmen ist es immer, die Oxygenation des Patienten sicherzustellen. Der Arzt sollte nicht versuchen, lediglich die Intubation mit allen Mitteln zu erzwingen und dabei alternative Verfahren zu vernachlässigen. Damit soll auch ein gewaltsames Vorgehen vermieden werden, bei dem nach Traumatisierung der oberen Luftwege regelmäßig Schwellungen und Läsionen der Schleimhaut sowie Blutungen mit einer weiteren Verschlechterung der Verhältnisse zu beobachten sind.

Aus dem gleichen Grund werden multiple (vergebliche) Intubationsversuche spätestens nach dem 3. Versuch beendet und die im Algorithmus genannten Alternativen zur Sicherstellung der Oxygenierung des Patienten angewandt:

- Kann nach einem Intubationsversuch überhaupt keine Maskenbeatmung vorgenommen werden, darf keine Zeit mit weiteren vergeblichen Intubationsversuchen verloren gehen. Erfolg verspricht eher der Wechsel zu einem supralaryngealen Verfahren.
- Falls auch dieses Verfahren nicht zum Erfolg führt, muss unverzüglich ein chirurgischer Zugang (Koniotomie) geschaffen werden.

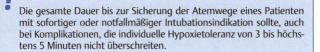

Die gesamte Dauer bis zur Sicherung der Atemwege eines Patienten mit sofortiger oder notfallmäßiger Intubationsindikation sollte, auch bei Komplikationen, die individuelle Hypoxietoleranz von 3 bis höchstens 5 Minuten nicht überschreiten.

- Nach jeder Platzierung des Tubus oder eines alternativen Hilfsmittels muss obligat eine Lagekontrolle erfolgen (siehe S. 182 f).

Der Algorithmus für die innerklinische Sicherung der Atemwege zeigt die Abfolge aller Maßnahmen auf, die im Zusammenhang mit den spezifischen Techniken typischerweise in der klinischen Anästhesie zur Verfügung stehen und wurde im Rahmen der Arbeitsgruppe Atemwegsmanagement an der Universitätsklinik Mainz von N. Golecki, A. M. Brambrink und A. R. Thierbach erarbeitet. Er gliedert sich in die 5 Teile

1. Basis-Algorithmus
2. Patient in Narkose bzw. apnoisch, keine Maskenbeatmung möglich
3. keine Intubation, aber Maskenbeatmung möglich
4. chirurgischer Atemweg
5. Extubation nach schwierigem Management der Atemwege

Teil 1: Basis-Algorithmus (Abb. 12.2)

Der Basis-Algorithmus beschreibt spezifische anästhesiologische Untersuchungen des Patienten auf das Vorliegen eines schwierigen Atemwegs sowie die Überlegungen bei Vorliegen von entsprechenden Hinweisen. Die wesentlichen Aspekte zum Vorgehen bei einer unerwartet schwierigen Intubation sind in Tab. 12.**2** zusammengefasst.

   Ist der erste Intubationsversuch nicht innerhalb von höchstens 30 Sekunden erfolgreich, muss dieser abgebrochen werden, um den Patienten mittels Beutel-Masken-Beatmung zu oxygenieren und zu ventilieren.

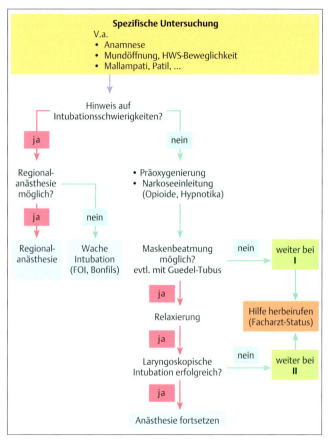

Abb. 12.**2**   Teil 1: Basis-Algorithmus.

Tabelle 12.**2**   Wesentliche Aspekte einer unerwarteten schwierigen Intubation

- Sofort Hilfe anfordern (lassen)
- Ausreichende Oxygenation des Patienten mittels Maskenbeatmung sicherstellen, ggf. apnoische Oxygenierung
- Bei gegebener Indikation zum Krikoiddruck diesen nicht vernachlässigen
- Multiple Intubationsversuche nach 2, maximal 3 Ansätzen unterlassen, um die Verschlechterung der Atemwegssituation zu vermeiden (Schwellung, Blutung, Zahnschäden)
- Bei suffizienter Maskenbeatmung weiteres Vorgehen entsprechend des Algorithmus festlegen
- Bei kritischer oder unmöglicher Maskenbeatmung unverzüglich Ventilation durch geeignete Hilfsmittel erzielen (z. B. EasyTube, iLMA, Intubation mit Intubationsfiberskop nach Bonfils)
- Atemwegsprobleme nach deren Bewältigung sorgfältig dokumentieren und Patienten aufklären

!

> Falls weder die Maskenbeatmung noch die Intubation mittels direkter Laryngoskopie erfolgreich sind, liegt eine Notfallsituation vor, die unmittelbar die Sicherung der Oxygenierung des Patienten und zwingend Hilfe durch einen Facharzt erfordert.

Teil 2: Patient in Narkose bzw. apnoisch, keine Maskenbeatmung möglich (Abb. 12.3)

Als Optionen stehen in dieser „Cannot intubate, cannot ventilate"-Situation supralaryngeale Techniken wie der EasyTube, die iLMA, oder, falls unmittelbar verfügbar, die orotracheale Intubation mit dem Intubationsfiberskop nach Bonfils bzw. einer flexiblen Fiberoptik unter Zuhilfenahme eines Laryngoskops (2. Anästhesist) zur Verfügung.

Sollte nach der Sicherung des Atemwegs mit einem supralaryngealen Hilfsmittel eine endotracheale Intubation erforderlich werden, kann eine Umintubation mittels eines flexiblen Intubationsfiberskops vorgenommen werden oder, falls dies nicht gelingt, der Patient nach Wiederkehr der Spontanatmung fiberoptisch intubiert werden.

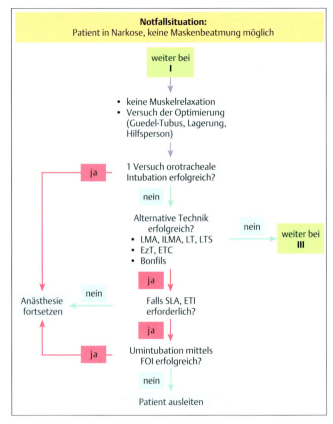

Abb. 12.**3**   Teil 2: Patient in Narkose bzw. apnoisch, keine Maskenbeatmung möglich.

Falls mit den gewählten Optionen auch keine Oxygenierung erzielt werden kann, muss unmittelbar entsprechend „Teil 4: Chirurgischer Atemweg" des Algorithmus verfahren werden.

Teil 3: Keine Intubation, aber Maskenbeatmung möglich (Abb. 12.4)

Treten Intubationsschwierigkeiten bei einem Patienten auf, der sich suffizient mittels Maske beatmen lässt, sollten trotzdem vergebliche Intubationsversuche spätestens nach dem 3. Versuch beendet und alternative Verfahren angewandt werden.

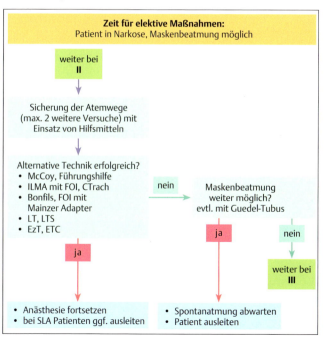

Abb. 12.**4**   Teil 3: Keine Intubation, aber Maskenbeatmung möglich.

Ziel ist es, die Oxygenierung sicherzustellen und eine weitere Verschlechterung der Atemwegssituation, z. B. durch die Ausbildung von Schwellungen oder die Provokation von Blutungen, zu vermeiden.

Anschließend kann die Intubation der Trachea mit fiberoptischen Verfahren wie dem Intubationsfiberskop nach Bonfils bzw. mittels „Mainz-Adapter" und flexiblem Intubationsfiberskop, Modifikationen des Laryngoskops wie dem McCoy-Spatel oder der iLMA gemeinsam mit flexiblem Intubationsfiberskop vorgenommen werden.

Alternativ können in dieser Situation ebenfalls supralaryngeale Techniken wie der EasyTube oder die iLMA angewandt werden.

Gelingt es weder mit Verfahren zur Intubation bei schwieriger Larnygoskopie noch mit supralaryngealen Techniken, den Atemweg zu sichern, muss der Patient nach Wiederkehr der Spontanatmung fiberoptisch intubiert werden.

Sollte eine suffiziente Maskenbeatmung unmöglich werden, muss unmittelbar entsprechend „Teil 4: chirurgischer Atemweg" des Algorithmus verfahren werden.

Teil 4: Chirurgischer Atemweg (Abb. 12.5)

In einer Situation, in der die Oxygenierung des Patienten akut gefährdet ist, keine Maskenbeatmung, kein supralaryngeales Verfahren und kein alternatives Intubationsverfahren unmittelbar zum Erfolg führt oder

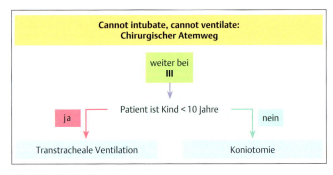

Abb. 12.**5**   Teil 4: Chirurgischer Atemweg.

angewandt werden kann, muss ein chirurgischer Atemweg durch eine Notfallkoniotomie etabliert werden.

Für Kinder bis zum 10. Lebensjahr stellt die Spickung der Trachea mit 1–2 großlumigen Venenverweilkanülen (transtracheale Ventilation) das Verfahren der Wahl anstelle einer Koniotomie dar.

Teil 5: Extubation nach schwierigem Management der Atemwege (Abb. 12.6)

Bei unerwarteten Intubationsschwierigkeiten ist generell auch an Komplikationen im Rahmen der Extubation des Patienten zu denken. So können die auslösenden Ursachen des schwierigen Atemwegs noch nach

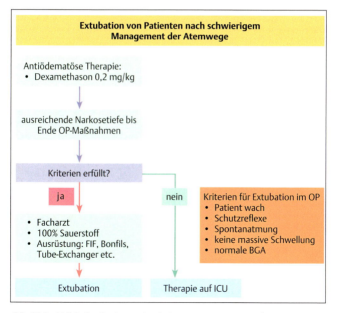

Abb. 12.**6** Teil 5: Extubation nach schwierigem Management der Atemwege.

Rückkehr der Spontanatmung Probleme bereiten, außerdem können die Manipulationen im Rahmen aller Versuche zur Sicherung der Atemwege ihrerseits Komplikationen durch Weichteilschwellungen oder Blutungen verursachen.

Die Vorbereitungen für die Extubation eines solchen Patienten sind mit dem zuständigen Fach- bzw. Oberarzt abzustimmen.

> Als Faustregel gilt, dass ausschließlich wache, spontan atmende Patienten mit ausreichenden Schutzreflexen, normaler Blutgasanalyse und ohne massive Schwellungen oder Blutungen in den Atemwegen unmittelbar extubiert werden sollten. Alle anderen Patienten sollten beatmet einer weiteren Intensivtherapie zugeführt werden.

Lagekontrolle

Die Kontrolle der korrekten intratrachealen Lage der Tubusspitze ist nicht nur unmittelbar nach jeder Intubation, sondern auch bei jeder Übernahme eines intubierten Patienten erforderlich. Ein kontinuierlich durchgeführtes Monitoring ist vor allem während der Durchführung von Lagerungsmaßnahmen von besonderer Bedeutung.

Alle klinischen Methoden zur Überwachung und Lagekontrolle nach endotrachealer Intubation (Tab. 12.**3**) gelten, mit Ausnahme der direkten Sichtkontrolle des Tubus zwischen den Stimmbändern, als unsichere Zeichen. Bei jedem Patienten ist der Nachweis mindestens eines der sicheren Zeichen der regelrechten intratrachealen Tubuslage zu fordern. Sollte dieser Nachweis nicht möglich sein, dürfen alle klinischen Zeichen keinen Hinweis auf eine Fehllage ergeben.

Auch nach einer erfolgreichen Intubation kann die Lage der Tubusspitze infolge einer Umlagerung des Patienten, z. B. bei Flexion und Extension der Halswirbelsäule, um bis zu 5 cm verändert werden. Besonders bei Säuglingen und Kleinkindern besteht damit bereits bei geringen Manipulationen die Gefahr der Luxation des Tubus aus den Atemwegen.

Die beste Kontrolle der korrekten intratrachealen Lage des Tubus stellt ein über den Tubus eingeführtes flexibles Fiberbronchoskop dar. Die Visualisierung trachealer Knorpelringe, der Pars membranacea der Trachea und der Tracheabifurkation beweist die regelrechte Position der Tubusspitze. Weitere Vorteile dieser Technik bestehen in der Möglichkeit

Tabelle 12.**3**   Methoden der Lagekontrolle des Endotrachealtubus

Sichere Zeichen
- visueller Nachweis des Tubusverlaufs zwischen den Stimmbändern durch direkte Laryngoskopie
- Kapnometrie (gilt bei Herz-Kreislaufstillstand nicht als sicheres Zeichen)
- Kontrolle mittels Intubationsfiberskop
- Röntgen in 2 Ebenen oder Durchleuchtung

Nahezu sichere Zeichen
- forciertes Ansaugen von Luft mit entsprechenden Hilfsmitteln (Esophageal Detector Device, EDD), das sich nur durch den korrekt intratracheal positionierten Tubus durchführen lässt

Unsichere Zeichen
- beidseitige Auskultation des Thorax apikal und basal
- Auskultation des Epigastriums als Gegenprobe
- Beobachtung der seitengleichen Thoraxexkursionen unter Beatmung
- Beobachtung der infraklavikulären Dreiecke
- Beobachtung des Epigastriums
- Beschlagen des Endotrachealtubus bei der ersten Exspiration durch kondensierte Ausatemluft

einer Inspektion des Tracheobronchialbaums und der präzisen Messung des Abstands zwischen Carina und Tubusspitze.

13 Ausbildung und Simulation

Arnd Timmermann

Das Management der Atemwege gehört zu den Kernkompetenzen des Fachbereiches Anästhesiologie. Zwar beherrschen auch andere Fachabteilungen, wie die HNO-Chirurgie, Teilbereiche des Airwaymanagements, wie beispielsweise die starren Intubationstechniken oder die chirurgische Tracheotomie, jedoch ist es in der Regel der erfahrene Anästhesist, der das größte Spektrum der zur Verfügung stehen Möglichkeiten kennt und sicher beherrschen sollte. Demzufolge muss in der Aus- und kontinuierlichen Weiterbildung diesem Aufgabengebiet eine besondere Wertigkeit beigemessen werden.

Aber nicht nur in der Anästhesiologie werden detaillierte Kenntnisse zur Sicherung der Atemwege benötigt, sondern auch in allen Bereichen der Akut- und Notfallmedizin, da ohne offene Atemwege alle weiteren Notfallmaßnahmen vergeblich bleiben. Problematisch ist jedoch, dass gerade medizinisches Personal dieser Bereiche das Atemwegsmanagement häufig nur unregelmäßig durchführt. Dabei sind die Anforderungen an das akute Atemwegsmanagement deutlich höher einzustufen, als es unter kontrollierten Bedingungen im OP der Fall ist (siehe Kap. 11 und 12.1). So müssen die modernen Lehrkonzepte auch die besonderen Anforderungen an das ärztliche und nichtärztliche Personal der Intensiv- und Notfallmedizin berücksichtigen.

13.1 Einfache Techniken

In den vorherigen Kapiteln dieses Buches wurden die vielfältigen Techniken zur Sicherung der Atemwege genau beschrieben. Für den Anfänger in der Anästhesie und für die Personen, die nur in unregelmäßigen Intervallen mit dem Atemwegsmanagement konfrontiert werden, empfiehlt es sich daher, ihre Fertigkeiten auf wenige einfache Techniken zur beschränken. Dazu zählen die Durchführung oder die Anwendung

- der Applikation von Sauerstoff und Präoxygenation (siehe Kap. 2)
- von manuellen Techniken zum Öffnen und Offenhalten der Atemwege (siehe Kap. 3),
- der Ventilation mittels einer Gesichtsmaske und Beatmungsbeutel (siehe Kap. 3),

- der Ventilation mittels eines extraglottischen Atemweges (siehe Kap. 5),
- der endotrachealen Intubation mittels direkter Laryngoskopie (siehe Kap. 4),
- von Manövern zur Verbesserung der Laryngoskopie (z. B. BURP-Manöver),
- der Anwendung eines (überlangen) Führungsstabes oder eines Intubationsstiletts (siehe Kap. 4),
- einer Ileus-Intubation,
- einer Notfallkoniotomie (siehe Kap. 7).

Es besteht derzeit noch keine einheitliche Empfehlung, welches extraglottische Atemwegshilfsmittel (EGA) primär zur Atemwegsicherung verwendet und damit auch gelehrt werden sollte. Während der elektiven operativen Versorgung chirurgischer Patienten wird aufgrund der geringeren postoperativen Atemwegsmorbidität sicherlich die Wahl auf die klassische Larynxmaske (LMA) oder die ProSeal LMA fallen. Während die Guidelines der American Society of Anesthesiologists auch beim unerwartet schwierigen Atemweg unter kontrollierten Bedingungen im OP die Larynxmaske als EGA der ersten Wahl empfehlen, haben sich deutsche Leitlinien auf kein bestimmtes EGA festgelegt. Auch kann zum jetzigen Zeitpunkt keine evidente Aussage zur Wahl des am besten geeigneten EGA in der Notfallmedizin gemacht werden. Einen besonderen Stellenwert scheint die Intubationslarynxmaske einzunehmen, da sie neben der einfachen Ventilationsmöglichkeit auch die Möglichkeit einer endotrachealen Intubation bietet.

Die laryngoskopische endotracheale Intubation ist eine anspruchsvolle psychomotorische Fertigkeit, bei der die Gefahr der Verletzung der oberen Atemwege für den Ungeübten und im Notfall hoch ist. Die Anzahl der unter Aufsicht durchzuführenden Intubationen wird derzeit auf mindestens 50–60 angegeben, bis dieses Verfahren ohne permanente Hilfestellung durchgeführt werden kann. Dies bezieht sich auf Intubationen ohne Zeichen einer erschwerten Laryngoskopie unter elektiven Bedingungen im OP. Diese Anzahl bekommt vor dem Hintergrund der Intubation durch nicht anästhesiologisches Personal eine besondere Bedeutung, da diese Mindestanzahl zur Erlernung dieser Technik häufig nicht erreicht wird. Außerdem muss von einer erhöhten Rate des Verlustes der erlernten Fertigkeiten gegenüber der EGA ausgegangen werden. Deshalb ist Gegenstand der derzeitigen Diskussion, ob die endotracheale Intubation überhaupt noch durchgeführt werden sollte, wenn die Mindestanzahl der Intubationen unter kontrollierten Bedingungen nicht erreicht werden kann und die erlernten Fertigkeiten nicht regelmäßig wiederholt werden. Einen besonderen Stellenwert zum Erlernen der laryngoskopischen Intubation besitzt die Videolaryngoskopie (siehe Kap. 6.3). Weitere Studien müssen zeigen, ob die konsequente Anwendung der videoassistierten Verfahren zu einer Verbesserung der Lernkurve führt.

Die Notfallkoniotomie wird als letzte Maßnahme einer verzweifelten „Cannot intubate, cannot ventilate"-Situation in der Praxis nur selten durchgeführt (siehe Kap. 7). Trotzdem muss die Auseinandersetzung mit diesem Verfahren wegen ihrer besonderen Bedeutung zu den Basismaßnahmen zur Sicherung der Atemwege gerechnet werden. Die Anwendung bei Patienten zu Ausbildungszwecken kann wohl nur im Rahmen der Durchführung einer transtrachealen Jet-Ventilation (siehe Kap. 9) oder der translaryngealen Lokalanästhesie zur fiberoptischen Intubation (siehe Kap. 6.2) trainiert werden. Üblicherweise wird diese Technik aber an entsprechenden Übungsmannikins, Kadavern oder Tierpräparaten geübt.

13.2   Erweiterte Techniken

Nachdem die Grundlagen des Atemwegsmanagement gefestigt sind, sollten schrittweise auch erweiterte Techniken erlernt werden. Dazu zählen die Durchführung oder die Anwendung
- der nasalen Intubation (siehe Kap. 4),
- des geraden Spatels und des retromolaren Zuganges zur Intubation (siehe Kap. 4),
- von starren optischen Verfahren (siehe Kap. 6.1),
- des Tubuswechsler zur Umintubation,
- der fiberoptischen Intubation über ein Atemwegskonduit (siehe Kap. 6.2),
- der fiberoptischen Intubation beim wachen, spontan atmenden Patienten (siehe Kap. 6.2),
- der transtrachealen Jet-Ventilation (siehe Kap. 9),
- der Platzierung von Doppellumentuben und Tubusblockern zur seitengetrennten Beatmung (siehe Kap. 8),
- der einfachen Techniken bei Neugeborenen, Säuglingen und Kleinkindern.

13.3 Traditionelle Lehrmethoden

Traditionell findet die Ausbildung in den oben genannten Techniken in Form von Vorträgen, Lehrfilmen, e-Learning, Übungen an Kopfmodellen, Tieren und Leichen sowie in der Anwendung am Patienten statt. Dabei haben alle Lehr- und Trainingsmethoden ihre Vor- und Nachteile:

Vorträge, Lehrfilme, Literaturstudium und e-Learning ermöglichen einer hohen Anzahl von Zuhörern und Lesern einen sehr genauen Überblick und eine detaillierte Einweisung in die zu erlernenden Techniken. Somit bilden diese Lehrformen eine gute Grundlage für das praktische Training. Individuelle Bedürfnisse werden dabei aber nur unzureichend berücksichtigt und manuelle Fertigkeiten nicht vermittelt.

Übungsmodelle für das Atemwegsmanagement gibt es in verschiedenen Versionen mit unterschiedlichen Trainingszielen. Ihr Vorteil ist, dass der Lernende ausreichend Zeit zur Verfügung hat, um die Handhabung und Anwendung einer Technik zu trainieren und ggf. mögliche Variationen auszuprobieren. Anderseits bilden sie die menschliche Anatomie häufig nur ungenügend ab und ermöglichen es nicht, die Form des Atemwegs und damit den Schwierigkeitsgrad des Atemwegsmanagements zu verändern. Für den Lernenden und Lehrenden geben sie kein klinisches Feedback. Der Transfer des Erlernten in die klinische Praxis gelingt häufig nur unzureichend.

Übungen an Tieren, Tierpräparationen oder Leichen geben ein realistischeres Gefühl für die Anwendung, sind aber neben kritischen ethischen Aspekten auch mit großem logistischem und finanziellem Aufwand verbunden.

Das Erlernen der Techniken **am Patienten** ist unumgänglich, aber durch mehrere Faktoren eingeschränkt, da häufig die klinische Indikation zur Anwendung der Methode fehlt oder eine entsprechende Pathologie der oberen Atemwege nicht vorhanden ist. Ferner besteht die potenzielle Gefahr von Verletzungen und einer möglichen Hypoxie. Genannt werden soll auch der finanzielle Aufwand bei Einwegprodukten und der hohe Zeit- und Effizienzdruck im klinischen Routinebetrieb. Schließlich muss aus ethischer Sicht generell gewährleistet sein, dass die Anwendung einer für den Auszubildenden neuen Methode am Patienten nur dann zulässig ist, wenn zuvor unter Ausschöpfung aller möglichen Verfahren die jeweilige Technik geübt und eine ausreichende Sicherheit in der Anwendung gewährleistet ist.

Schließlich sollten die Verfahren in der Regel bei Patienten ohne Atemwegspathologien trainiert werden. Aber gerade der unerwartet schwierige Atemweg stellt häufig den Anwender vor große Probleme, insbesondere immer dann, wenn erfahrende Hilfe nicht unmittelbar zur Verfügung steht. Dies ist vor allem außerhalb der Regelarbeitszeiten oder in der Akut- und Notfallmedizin der Fall. In dieser Situation müssen die Entscheidungen schnell getroffen, die Techniken sicher beherrscht und die Abläufe regelmäßig trainiert und allen Beteiligten gegenwärtig sein. Für diese Situationen haben sich in den letzten Jahren Trainingsverfahren mit sogenannten **„Full-Scale-"Simulatoren** etabliert.

13.4   Die Rolle der Simulation

Während einer Simulation können nicht nur die technischen Fertigkeiten überprüft werden, sondern auch psychosoziale Verhaltensweisen, die im Zusammenhang einer besonderen klinischen Situation (Szenario) benötigt werden. Hierzu zählen neben der adäquaten, zeitgerechten Entscheidungsfindung, die sich an den aktuellen Leit- und Richtlinien orientiert, auch Fertigkeiten wie „Planung", „Teambildung und Teamführung", „Kommunikation", „Nutzung von Ressourcen", „Verteilung von Aufgaben" und „Re-Evaluation". Diese bilden die Hauptprinzipien des „Crisis Resource Managements (CRM)".

Spezielle Aspekte des schwierigen Atemwegsmanagements können mithilfe der Simulation in einen sinnvollen klinischen Kontext gebracht und in einer realitätsnahen Umgebung dargestellt werden. Die Vorzüge solcher szenariobasierten, simulationsgestützten Ausbildungskonzepte liegen in

- der Schaffung einer sicheren Umgebung, sowohl für den Lernenden als auch für den „Patienten",
- der Bereitstellung unterschiedlicher und eventuell seltener Szenarien, die reproduzierbarer sind,
- der Möglichkeit, jederzeit präzise Anforderungen für das Management des schwierigen Atemwegs zu schaffen,
- der Gelegenheit, das Arbeiten im Team zu schulen,
- der Möglichkeit, durch eine Aufzeichnung der Vitalparameter sowie Video- und Audioaufnahmen die Handlungen in einer Nachbesprechung zu analysieren (Debriefing),
- der Kostenersparnis durch die Auslagerung zeitintensiver Lehrinhalte aus dem Routinebetrieb,
- der Möglichkeit der Wiederholung.

Die Durchführung eines Szenarios besteht aus 3 Anteilen: aus dem Briefing, wobei der Fall detailliert beschrieben wird und die Umgebung und Begleitumstände erläutert werden. Anschließend erfolgt die Durchführung des Szenarios, an der 1–3 aktive Kandidaten teilnehmen können. Requisiten und die Schaffung einer möglichst realitätsnahen Umgebung helfen den Teilnehmern, die dargestellte Situation als „real" zu erleben. Beendet wird das Szenario durch die Nachbesprechung (Debriefing), in der ggf. mit Unterstützung durch Audio- und Videoaufzeichnungen die Handlungen der Teilnehmer analysiert werden und eine Rückmeldung (Feedback) durch andere Kursteilnehmer und den Instruktoren erfolgt.

13.5 Ausbildungskonzepte

Ein modernes Ausbildungskonzept sollte demnach, angepasst an den individuellen Kenntnisstand und den Lernzielen des Auszubildenden, die erläuterten Trainingsverfahren sinnvoll und effizient miteinander verbinden. Am Anfang müssen die theoretischen Grundlagen erarbeitet und die Techniken an Übungsmannikins ausreichend geübt werden. Erst dann sollte der Kandidat in eine klinische Rotation integriert werden, in der bestimmten klinischen Fachgebieten spezielle Atemwegstechniken zugeordnet und dort täglich praktiziert werden sollen. So bieten sich elektive Operationen ohne besondere Aspirationsgefahr für die Anwendung der EGA an, wie z. B. in der Orthopädie oder Unfallchirurgie. In der Thoraxoder Allgemeinchirurgie können die Techniken zur seitengetrennten Beatmung erlernt werden, während Operationsfelder mit erhöhter Häufigkeit von Intubationsschwierigkeiten sich für optische Intubationstechniken eignen, wie z. B. in der Hals-Nasen-Ohren- oder Mund-Kiefer-Gesichts-Chirurgie. Ein Nachweis über die erfolgreich praktizierten Techniken sollte in schriftlicher Form erfolgen. Leider existieren derzeit, mit Ausnahme der laryngoskopischen Intubation, kaum valide Daten dazu, wie hoch die Anzahl der durchzuführenden Techniken sein soll, zumal die individuelle Spannweite groß ist. Hier obliegt es der gewissenhaften Einschätzung eines erfahren Klinikers, die erfolgreiche Durchführung einer bestimmten Technik zu attestieren. Begleitend dazu sollten die Abläufe zum Management des schwierigen Atemwegs mit simulationsbasierten Szenarios in regelmäßigen Abständen trainiert werden.

14 Literatur

Adams HA, Flemming A, Friedrich L, Ruschulte H. Taschenatlas Notfallmedizin. Stuttgart: Thieme; 2007

Adnet F, Borron SW, Dumas JL et al. Study of the "sniffing position" by
magnetic resonance imaging. Anesthesiology 2001; 94: 83–86

Adnet F, Jouriles NJ, Le Toumelin P et al. Survey of out-of-hospital emergency intubations in the French prehospital medical system: a multi-
center study. Ann Emerg Med 1998; 32: 454–460

Agro F, Frass M, Benumof HL et al. Current status of the Combitube™:
a review of the literature. J Clin Anesth 2002; 14: 307–331

Alsop AF. Non-kinking endotracheal tubes. Anaesthesia 1955; 10: 401–
403

American Society of Anesthesiologists Task Force on Management of the
Difficult Airway. Practice guidelines for management of the difficult
airway: an updated report by the American Society of Anesthesiologists Task Force on Management of the Difficult Airway. Anesthesiology 2003; 98: 1269–1277

Arndt GA, DeLessio ST, Kranner PW, et al. One-lung ventilation when intubation is difficult – presentation of a new endobronchial blocker.
Acta Anaesthesiol Scand 1999; 43: 346–348.

Arndt GA, Kranner PW, Rusy DA, et al. Single-lung ventilation in a critically
ill patient using a fiberoptically directed wire-guided endobronchial
blocker. Anesthesiology 1999; 90: 1484–1486

Barak M, Philipchuck P, Abecassis P et al. A comparison of the Truview
blade with the Macintosh blade in adult patients. Anaesthesia 2007;
62(8): 827–831

Bastien JL, O'Brien JG, Frantz FW. Extraluminal use of the Arndt pediatric
endobronchial blocker in an infant. Can J Anaesth 2006; 53: 159–161

Bein B, Caliebe D, Römer T et al. Using the Bonfils intubation fiberscope
with a double-lumen tracheal tube. Anesthesiology 2005; 102:
1290–1291

Bein B, Wortmann F, Meybohm P et al. Evaluation of the pediatric Bonfils
fiberscope for elective endotracheal intubation. Paediatr Anaesth
2008; 18: 1040–1044

Bein B, Wortmann F, Scholz J et al. A comparison of the intubating laryngeal mask airway and the Bonfils intubation fibrescope in patients
with predicted difficult airways. Anaesthesia 2004a; 59: 668–674

Bein B, Yan M, Tonner PH et al. Tracheal intubation using the Bonfils intubation fibrescope after failed direct laryngoscopy. Anaesthesia 2004b; 59: 1207–1209

Benumof JF. Double lumen tube position should be routinely determined by fiberoptic bronchoscopy. J Cardiothorac Vasc Anesth 1993; 7: 513–514

Benumof JL, ed. Airway management – principles and practice. St. Louis: Mosby Year Book; 1996

Benumof JL, Cooper SD. Quantitative improvement in laryngoscopic view by optimal external laryngeal manipulation. J Clin Anesth 1996; 8: 136–140

Biro P, Gottschall R, Klein U et al. Jet-Ventilation. Grundlagen und klinische Anwendung der Jet-Beatmungstechnik. Wissenschaftliches Lehr-Video. Cinema Studios, L. Ludwanowski; 2001

Biro P, Russi EW. Emergency transtracheal oxygenation techniques and long-term transtracheal oxygen therapy. In: Bolliger CT, Mathur PN, eds. Interventional bronchoscopy. Prog Respir Res. Basel: Karger; 2000: 226–234

Björk VO, Carlens E, Friberg O. Endobronchial anesthesia. Anesthesiology 1953; 14: 60–72

Brain AI. The laryngeal mask – a new concept in airway management. Br J Anaesth 1983; 55: 801–805

Brambrink AM. Atemwegsmangement bei Kindern. J Anästh Intensivbeh 2003; 10(3): 151–153

Brambrink AM. Fiberendoskope für die Neonatologie, In: Paschen HR, Dörges V, Hrsg. Management des schwierigen Atemwegs. Heidelberg: Springer; 2004

Brambrink AM, Kurz S. Atemwegsmanagement. In: Kretz FJ, Teufel F, Hrsg. Anästhesie und Intensivmedizin. Heidelberg: Springer; 2006a: 139–156

Brambrink AM, Kurz S. Luftwege. In: Wappler F, Tonner P, Bürkle H, Hrsg. Anästhesie und Begleiterkrankungen. Stuttgart: Thieme; 2006b: 443–454

Braun U, Goldmann K, Hempel V et al. Airway Management. Leitlinie der Deutschen Gesellschaft für Anästhesiologie. Anaesth Intensivmed 2004; 45: 302–306

Byhahn C, Habler OP, Bingold TM et al. The wire-guided endobronchial blocker: Applications in trauma patients beyond mere single-lung ventilation. J Trauma 2006; 61: 755–759

Byhahn C, Meininger D. Invasives Atemwegmanagement. Anästhesiol Intensivmed Notfallmed Schmerzther 2006; 41: 576–584

Byhahn C, Meininger D, Walcher F et al. Prehospital emergency endotracheal intubation using the Bonfils intubation fiberscope. Eur J Emerg Med 2007; 14: 43–46

Carlens E. A new flexible double-lumen catheter for bronchospirometry. J Thorac Surg 1949; 18: 742–746

Cohen E. The Cohen flextip endobronchial blocker: an alternative to a double lumen tube. Anesth Analg 2005; 101: 1877–1879

Cooper RM. Laryngoscopy – its past and future. Can J Anesth 2004; 51: R6

Cooper RM Pacey JA, Bishop MJ et al. Early clinical experience with a new videolaryngoscope (GlideScope) in 728 patients. Can J Anaesth 2005; 52(2): 191–198

Cormack RS, Lehane J. Difficult tracheal intubation in obstetrics. Anaesthesia 1984; 39: 1105–1111

Czarnecki S. Maskenbeatmung. In: Krier C, Georgi R. Airway-Management. Stuttgart: Thieme; 2001: 73–78

Dhonneur G, Ndoko S, Amathieu R et al. Tracheal intubation using the airtraq® in morbid obese patients undergoing emergency cesarean delivery. Anesthesiology 2007; 106(3): 629–630

Dörges V, Byhahn C. Atemwegsmanagement. In: Scholz J, Sefrin P, Böttiger BW, Dörges V, Wenzel V, Hrsg. Notfallmedizin. 2. Aufl. Stuttgart: Thieme; 2008: 70–80

Dörges V, Ocker H, Wenzel V et al. The laryngeal tube: A new simple airway device. Anesth Analg 2000; 90: 1220–1222

Dörges V, Paschen HR. Management des schwierigen Atemwegs. Berlin, Heidelberg, New York: Springer; 2004: 429–442

El-Ganzouri AR, Mc Carthy RJ, Tuman KJ et al. Preoperative airway assessment: predictive value of a multivariate risk index. Anesthesia and Analgesia 1996; 82: 1197–1204

Fikkers BG, van Vugt S, van der Hoeven JG et al. Emergency cricothyrotomy: a randomised crossover trial comparing the wire-guided and catheter-over-needle techniques. Anaesthesia 2004; 59: 1008–1011

Finucane BT, Santora AH. Principles of airway management. New York: Springer; 2003

Frass M. Use of the combitube in resuscitation and trauma. Trauma Care 1999; 9: 24–26

Frumin MJ, Epstein RM, Cohen G. Apneic oxygenation in man. Anesthesiology 1959; 20: 789–798

Gaba D, Rall M. Human performance and patient safety. In: Miller R, Cuccharia R, Miller E. eds. Miller's Anesthesia. Philadelphia: Elsevier; 2004

Gebauer PW. A catheter for bronchospirometry. J Thorac Surg 1939; 8: 674–684

Genzwuerker HV, Hilker T, Hohner Eet al. The laryngeal tube: a new adjunct for airway management. Prehosp Emerg Care 2002; 4: 168–172

Gerich TG, Schmidt U, Hubrich V et al. Prehospital airway management in the acutely injured patient: the role of surgical cricothyrotomy revisited. J Trauma 1998; 45: 312–314

Gerlach K, Wenzel V, von Knobelsdorff G et al. A new universal laryngoscope blade: a preliminary comparison with Macintosh laryngoscope blades. Resuscitation 2003; 57: 63–67

Goedecke A von, Herff H, Paal P et al. Field airway management disasters. Anesth Analg 2007; 104: 481–483

Goldmann K, Ferson DZ. Education and training in airway management. Best Pract Res Clin Anaesthesiol 2005; 19: 717–732

Groeben H, Silvanus MT, Beste M, et al. Combined lidocaine and salbutamol inhalation for airway anesthesia markedly protects against reflex bronchoconstriction. Chest 2000;118: 509–515

Hackeling T, Triana R, Ma OJ et al. Emergency care of patients with tracheostomies: a 7-year review. Am J Emerg Med 1998; 16: 681–685

Hagberg CA. Benumof's airway management. Philadelphia: Elsevier Health Sciences; 2006

Hagberg C, Vogt-Harenkamp CC, Bogomolny Y et al. A comparison of laryngoscopy techniques using the video laryngoscope and the traditional Macintosh laryngoscope in potentially difficult to intubate patients. Anesth Analg 2005; 100: S-212

Halligan M, Charters P. A clinical evaluation of the Bonfils intubation fibrescope. Anaesthesia 2003; 58: 1087–1091

Hardman JG, Wills JS. The development of hypoxaemia during apnoea in children: a computational modelling investigation. Br J Anaesth 2006; 97: 564–570

Hirsch J, Führer I, Kuhly P et al. Preoxigenation: a comparison of three different breathing systems. Br J Anaesth 2001; 87: 928–931

Hofstetter C, Scheller B, Flondor M et al. Videolaryngoskopie versus direkte Laryngoskopie zur elektiven endotrachealen Intubation. Anaesthesist 2006; 55: 535–540

Inoue H, Shohtsu A, Ogawa J et al. New device for one-lung anesthesia: endotracheal tube with movable blocker. J Thorac Cardiovasc Surg 1982; 83: 940–941

Kabon B, Waltl B, Leitgeb J et al. First experience with fiberoptically directed wire-guided endobronchial blockade in severe pulmonary bleeding in an emergency setting. Chest 2001; 120: 1399–1402

Kaplan MB, Hagberg CA, Ward DS et al. Comparison of direct and video-assisted views of the larynx during routine intubation. J Clin Anesth 2006; 18(5): 357–362

Kaplan MB, Ward D, Hagberg CA et al. Seeing is believing: the importance of video laryngoscopy in teaching and in managing the difficult airway. Surg Endosc 2006; 20(Suppl 2): S479–S483

King BR, Baker MD, Braitman LE. Endotracheal tube selection in children: a comparison of four methods. Ann Emerg Med 1993; 22: 530–534

Klein U, Hannemann U, Knebel FG et al. O_2-Applikation und O_2-Monitoring bei Jetventilation. Anästhesiol Intensivmed Notfallmed Schmerzther 1995; 31: 385–389

Knill RL. Difficult laryngoscopy made easy with a "BURP". Can J Anaest 1993; 40: 279–282

Koyama J, Aoyama T, Kusano Y et al. Description and first clinical application of AirWay Scope for tracheal intubation. J Neurosurg Anesthesiol 2006; 18(4): 247–250

Langeron O, Masso E, Huraux C et al. Prediction of difficult mask ventilation. Anesthesiology 2000; 92: 1229–1236

Lim Y, Yeo SW. A comparison of the GlideScope with the Macintosh laryngoscope for tracheal intubation in patients with simulated difficult airway. Anaesth Intensive Care 2005; 33(2): 243–247

Lindholm CE, Ollman B, Snyder JV et al. Cardiorespiratory effects of flexible fiberoptic bronchoscopy in critically ill patients. Chest 1978; 74: 362–368

Low D, Healy D, Rasburn N et al. The use of the BERCI DCI Video Laryngoscope for teaching novices direct laryngoscopy and tracheal intubation. Anaesthesia 2008; 63(2): 195–201

MacEwen W. Introduction of tracheal tubes by the mouth instead of performing tracheotomy or laryngotomy. Br Med J 1880; II: 122–124

Macintosh RR. A new laryngoscope. Lancet 1943; 1: 205

Magill IW. An inproved laryngoscope for anaesthesia. Lancet 1926; 1: 500

McCoy EP. The levering laryngoscope. Anaesthesia 1993; 48: 516–519

Melker JS, Gabrielli A. Melker cricothyrotomy kit: an alternative to the surgical technique. Ann Otol Rhinol Laryngol 2005; 114: 525–528

Mencke T, Echternach M, Kleinschmidt S et al. Laryngeal morbidity and quality of tracheal intubation. A randomized controlled trial. Anesthesiology 2003; 98: 1049–1056

Meyer HJ. Vor- und Nachteile des Intubationstracheoskops („Notrohr"), Notfallkoniotomie, Notfalltracheotomie. Anästhesiol Intensivmed Notfallmed Schmerzther 1995; 30: 178–180

Meyer R, Brambrink AM. Sicherung der Atemwege. In: Brambrink AM. Praxis der Kinderanästhesie. Abbott, Wiss. Verlagsabteilung; 2002

Miller RA. A new laryngoscope. Anesthesiology 1941; 2: 317–320

Motsch C, Booß KD, Freigang B. Das starre Beatmungslaryngoskop – verzichtbares Instrument im Zeitalter der flexiblen Bronchoskopie? Endoskopie heute 2001; 2: 67–68

Moutafis M, Liu N, Dalibon N et al. The effects of inhaled nitric oxide and its combination with intravenous almitrine on PaO_2 during one-lung ventilation in patients undergoing thoracoscopic procedures. Anesth Analg 1997; 85: 1130–1135

Murphy FJ. Two improved intratracheal catheters. Anesth Analg 1941; 20: 102–105

Mutzbauer TS, Keul W, Bernhard M et al. Invasive Techniken in der Notfallmedizin. Anaesthesist 2005; 54: 145–154

Nargozian C. Teaching consultants airway management skills. Paediatr Anaesth 2004; 14: 24–27

Nargozian CD. Simulation and airway-management training. Curr Opin Anaesthesiol 2004; 17: 511–512

Neustein SM. Use and limitations of the Cohen endobronchial blocker. J Clin Anesth 2006; 18: 400–401

Nimmagadda U, Ramez Salem M, Joseph NJ et al. Efficacy of preoxygenation using tidal volume and deep breathing techniques with and without prior maximal exhalation. Can J Anesth 2007; 54: 448–452

Okuda K, Inagawa G, Miwa T et al. Influence of head and neck position on cuff position and oropharyngeal sealing pressure with the laryngeal mask airway in children. Br J Anaesth 2001; 86: 122–124

Orliaguet GA, Renaud E, Lejay M. Postal survey of cuffed or uncuffed tracheal tubes used for pediatric tracheal intubation. Paediatr Anaesth 2001; 11: 277–281

Park C, Bahk JH, Ahn WS. The laryngeal mask airway in infants and children. Can J Anaesth 2001; 48: 413–417

Parker AB, Hoehner PJ, Kloth RL et al. Preliminary experience with an endobronchial blocker designed for young children. J Cardiothorac Vasc Anesth 2003; 17: 79–81

Patel R, Lenczyk M, Hannallah RS et al. Age and the onset of desaturation in apnoeic children. Can J Anaesth 1994; 341: 771–774

Pothmann W, Georgi R, Adams HA. Atemwegssicherung. In: Kochs E, Adams HA, Spies C. Anästhesiologie. 2. Aufl. Thieme: Stuttgart; 2009: 181–205

Reed AP. Preparation of the patient for awake flexible fiberoptic bronchoscopy. Chest 1992; 101: 244–253

Reyle-Hahn M, Niggemann B, Max M et al. Remifentanil and propofol for sedation in children and young adolescents undergoing diagnostic flexible bronchoscopy. Paediatr Anaesth 2000; 10(1): 59–63

Ring WH, Adair JC, Elwyn RA. A new pediatric endotracheal tube. Anesth Analg 1975; 54: 273–274

Rosenow U, Vrana S, Lipp M et al. Konzentration von Lidocain im Plasma nach fiberoptischer Intubation – sind toxische Konzentrationen möglich? Anästhesist 1995: 44: 356

Rosenstock C, Gillesberg I, Gatke MR et al. Inter-observer agreement of tests used for prediction of difficult laryngoscopy/tracheal intubation. Acta Anaesthesiol Scand 2005; 49: 1057–1062

Rowbotham ES, Magill I. Anaesthetics in the plastic surgery of the face and jaws. Proc R Soc Med 1921: 14: 17–27

Rudolph C, Schlender M. Klinische Erfahrungen mit der fiberoptischen Intubation mit dem retromolaren Intubationsfibersop nach Bonfils. Anaesthesiol Reanim 1996; 21: 127–130

Rudolph M, Genzwürker H, Ellinger K et al. Anwendung des Larynx-Tubus für das präklinische Atemwegsmanagement. Notarzt 2002; 18: 183–186

Ruiz P. Sequential lobar-lung-lobar isolation using a deflecting tip bronchial blocker. J Clin Anesth 2006; 18: 620–623

Schaefer JJ, 3rd. Simulators and difficult airway management skills. Paediatr Anaesth 2004; 14: 28–37

Schälte G, Rex S, Henzler D. Atemwegsmanagement. Anaesthesist 2007; 56: 837–857

Schmidt C, Rellensmann G, Van Aken H et al. Single-lung ventilation for pulmonary lobe resection in a newborn. Anesth Analg 2005; 101: 362–364

Shikani AH. New "seeing" stylet-scope and method for the management of the difficult airway. Otolaryngol Head Neck Surg 1999; 120: 113–116

Shippey B, Ray D, McKeown D et al. Use of the McGrath videolaryngoscope in the management of difficult and failed tracheal intubation. Br J Anaesth 2008; 100(1): 116–119

Smith CE, Sidhu TS, Lever J et al. The complexity of tracheal intubation using rigid fiberoptic laryngoscopy (WuScope). Anesth Analg 1999; 89: 236–239

Sun DA, Warriner CB, Parsons DG et al. The GlideScope video laryngoscope: randomized clinical trial in 200 patients. Br J Anaesth 2005; 94(3): 381–384

Thierbach A, Piepho T, Wolcke B et al. Präklinische Sicherung der Atemwege. Erfolgsraten und Komplikationen. Anaesthesist 2004; 53: 543–550

Thierbach AR, Piepho T, Maybauer MO. A new device for emergency airway management: the EasyTube trade mark. Resuscitation 2004; 60 (3): 347

Timmermann A, Eich C, Nickel E et al. Simulation und Atemwegsmanagement. Anaesthesist 2005; 54: 582–587

Timmermann A, Eich C, Russo SG et al. Lehre und Simulation: Methoden, Anforderungen, Evaluation und Visionen. Anaesthesist 2007; 56: 53–62

Timmermann A, Russo SG, Crozier TA et al. Novices ventilate and intubate quicker and safer via intubating laryngeal mask than by conventional bag-mask ventilation and laryngoscopy. Anesthesiology 2007; 107: 570–576

Timmermann A, Russo SG, Rosenblatt WH et al. Intubating laryngeal mask airway for difficult out-of-hospital airway management: a prospective evaluation. Br J Anaesth 2007; 99: 286–291

Tonn H. Bronchoskopie. In: Burchardi H, Larsen R, Kuhlen R, Jauch KW, Schölmerich J, Hrsg. Intensivmedizin. 10. Aufl. Heidelberg, Berlin, New York: Springer; 2008:353–358

Wenzel V, Dörges V, Lindner KH. Spontanatmung – Schnappatmung – Beatmung? Eine Analyse von verschiedenen Beatmungsstrategien bei der kardiopulmonalen Reanimation. Notfall Rettungsmed 2001; 4: 557–571

Wilhelm W, Wrobel M, Kreuer S et al. Remifentanil – eine Bestandsaufnahme. Anaesthesist 2003; 52: 473–494

Yamamura H, Yamamoto T, Kamiyama M. Device for blind nasal intubation. Anesthesiology 1959: 20: 221–222

Yentis SM, Lee DJH. Evaluation of an improved scoring system for the grading of direct laryngoscopy. Anaesthesia 1998; 53: 1041–1044

Yentis SM. Predicting difficult tracheal intubation: worthwhile exercise or pointless ritual? Anaesthesia 2002; 57: 105–109

Yun SE, Saulys A, Popic PM, et al. Single-lung ventilation in a pediatric patient using a pediatric fibreoptically-directed wire-guided endobronchial blocker. Can J Anaesth 2002; 49: 256–261

Zander R: Physiologie und klinischer Nutzen einer Hyperoxie. Anästhesiol Intensivmed Notfallmed Schmerzther 2005; 40: 616–623

Zander R, Mertzlufft F. Therapeutische Grenzwerte der akuten, arteriellen Hypoxämie. Anästhesiol Intensivmed Notfallmed Schmerzther 1996; 31: 372–374

Zink W, Völkl A, Martin E et al. Die „INTECH-Studiengruppe": Invasive Notfalltechniken (INTECH) – ein Ausbildungskonzept in der Notfallmedizin? Anaesthesist 2002; 51: 853–862

Sachverzeichnis

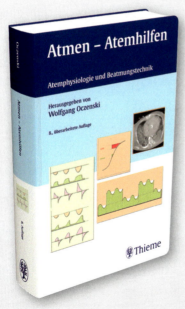
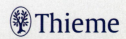

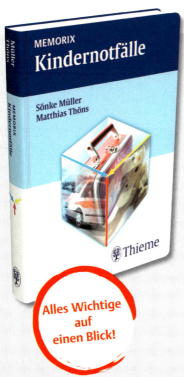
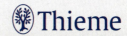